DIE KUNST DER
AKUPUNKTURTECHNIKEN

von Robert Johns

DIE KUNST DER

AKUPUNKTUR-
TECHNIKEN

von Robert Johns

Übersetzung Dr. Helga Bürgel

Verlag für Ganzheitliche Medizin Dr. Erich Wühr GmbH
Kötzting / Bayer. Wald

Die Deutsche Bibliothek – CIP-Einheitsaufnahme

Johns, Robert:
Die Kunst der Akupunkturtechniken / von Robert Johns.

Übers.: Helga Bürgel. – Kötzting/Bayer. Wald : Verl. für Ganzheitliche Medizin Wühr, 1999

ISBN 3-927344-49-4

Haftung: Sämtliche Angaben in diesem Buch sind nach bestem wissenschaftlichen Können des Autors gemacht. Eine Gewähr übernehmen der Verlag und der Autor nicht, insbesondere die Behandlung betreffend. Es bleibt in der alleinigen Verantwortung des Lesers, diese Angaben einer eigenen Prüfung zu unterziehen. Wenn er die Methoden, die in diesem Buch beschrieben sind, an Patienten anwenden will, so tut er dies auf eigene Verantwortung und Haftung.

ISBN 3-927344-49-4

Produktion: Satz & Grafik Ritter, Frühlingstraße 25, D-92711 Parkstein

Die lateinische Umschrift
der chinesischen Begriffe erfolgte in *pinyin,*
so wie es üblicherweise derzeit
im Mutterland China benutzt wird.

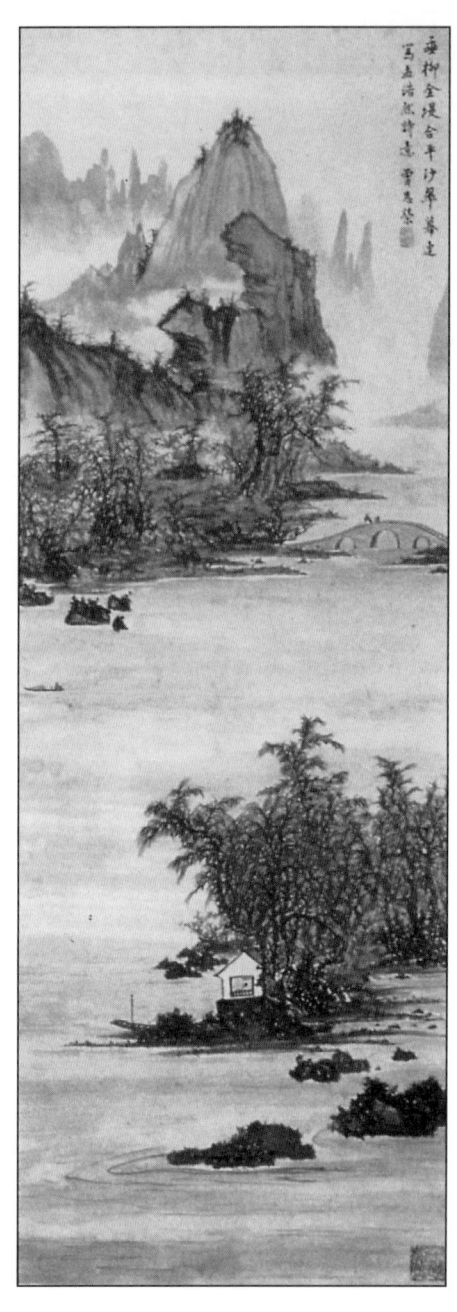

Der englische Originaltitel dieses Buches lautet:
"The Art of Acupuncture Techniques"

art (ärt) n. Human effort to imitate, supplement, alter,
or counteract the work of nature.
American Heritage dictionary

(Kunst bedeutet die Bemühung des Menschen,
das Werk der Natur nachzuahmen, zu ergänzen, zu ändern
oder der Natur entgegen zu wirken.)

"Art is a curious, ill-defined, and elusive combination of craft
and invention."
Richard Rhodes in *How to write*

(Kunst ist eine merkwürdige, undefinierbare und schwer
zu verstehende Kombination von Geschicklichkeit
und Erfindungsgeist)

INHALT

Teil 1: Übersicht

Teil 2: Punktauswahl

Teil 3: Akupunkturtechniken

Vorwort der Übersetzerin

Mit viel Liebe hat Robert Johns die persönlichen Erfahrungen gestützt auf die Kenntnisse, die er von seinen Lehrern übernommen hat und mit Bezug auf die chinesischen medizinischen Klassiker, dargestellt. Damit steht er in der Tradition der Jahrtausende alten Traditionellen Chinesischen Medizin, die sich auf genaueste Beobachtung und kontinuierliche Überlieferung der Erfahrungen gründet. Das kleine Buch geht über ein Lehrbuch weit hinaus. Hier werden nicht nur Methoden aufgezählt, sondern die subtilen Feinheiten der Punktauswahl und der Anwendung von Nadel- und Moxibustionstechniken ausführlich beschrieben und gegeneinander abgewogen. Dazu werden viele persönliche Beispiele dargestellt. Ohne Anspruch auf Vollständigkeit zu erheben, steht die Darstellung in der klassischen Tradition der Lehre, in der die eigenen Erfahrungen persönlich an die Schüler weitergegeben werden. Etwas, was in einem Buch eigentlich kaum geleistet werden kann, ist hier in vorbildlicher Weise gelungen.

Ein guter Akupunkteur ist ein Künstler, der mit Sensibilität und Empathie aus dem Mosaik der dargebotenen Symptomatik und Befunderhebung die richtige Diagnose stellt und feinfühlig mit einigen wenigen therapeutischen Eingriffen stellschraubenartig in das Regulationsgefüge des Körpers eingreift. Der Sinn des therapeutischen Ansatzes ist, die Selbstheilungskräfte des Körpers anzuregen. Für Anfänger und Fortgeschrittene kann dieses Buch eine gute Ergänzung für ein Lehrbuch darstellen und mithelfen, die praktischen Fähigkeiten zu verbessern.

September 1999

Helga Bürgel

Über den Autor

Robert Johns schloss seine Ausbildung am San Francisco College of Acupuncture ab und erwarb seinen Doktortitel an der SAMRA University of Oriental Medicine in Los Angeles /Kalifornien. Später waren seine Lehrer Dr. Andrew Tseng, der vorher Distriktarzt in Shanghai gewesen war, und Dr. Fung Fung, ein Spezialist für chinesische Kräutermedizin mit mehr als sechzig Jahren klinischer Erfahrung und Autor des Buches "Sixty Years in Search of Cures". Er hat auch bei Dr. Zhu Qi Xiu, dem Chefarzt der Ophthalmologischen Abteilung am

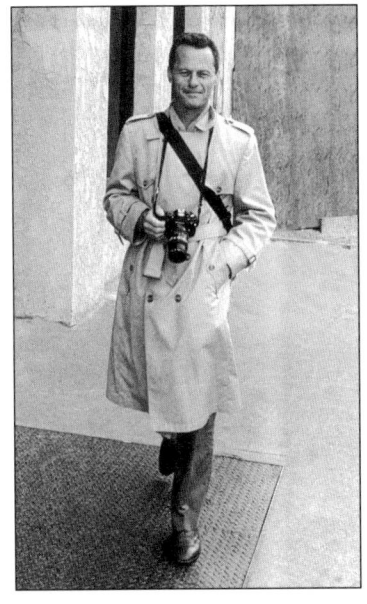

Zweiten Krankenhaus in Foshan gearbeitet und bei Dr. Ouyang Qun gelernt, dem Zweiten Vorsitzenden des Nationalen Untersuchungskomitees für Akupunktur in China.

Seit 1984 lehrt Dr. Johns Traditionelle Chinesische Medizin am San Francisco College of Acupuncture and Oriental Medicine, außerdem an der San Francisco State University, dem American College of Traditional Chinese Medicine, dem Meiji College of Oriental Medicine und an der University of California in San Francisco. Er ist von der Universität des Volkes in Peking als Lehrer für Qi Gong zugelassen. Zur Zeit führt er eine private Praxis in Berkeley in Kalifornien.

Vorwort

Die Ideen, die in diesem Buch vorgestellt werden, resultieren aus meiner mehr als ein Jahrzehnt währenden Lehrzeit bei Dr. Andrew E. Tseng, der während der Fünfziger und Sechziger Jahre Hausarzt in Shanghai war. Bevor er sich zur Ruhe setzte, arbeitete er in der Haight-Ashbury Free Clinic und war außerdem als Ausbildungsleiter und Lehrer am San Francisco College of Acupuncture and Oriental Medicine tätig. Während dieser langen Lehrzeit gelang es mir, umfangreiche Kenntnisse zu erwerben und diese so zu arrangieren, dass sie für den westlich geschulten Geist leichter zugänglich sind. Meiner Erfahrung nach ist diese Art der Vermittlung sehr hilfreich, damit die Traditionelle Chinesische Akupunktur besser verstanden und angewendet werden kann, denn sie ist Teil eines umfassenden und verwickelten Gefüges.

Ein grundlegender Gesichtspunkt der klassischen Chinesischen Medizin liegt darin, dass der Zusammenhang aus dem ein Krankheitszustand entsteht, bereits das ganze Gebäude von Symptomatologie und Behandlung beinhaltet. Heutzutage werden beim Studieren die Gewichte anders gelegt und daraus entsteht ein Verlust an subtilem Verständnis und feiner Nuancierung, die Definitionen erleichtern und klarer machen und die wiederum einen integrativen Behandlungsansatz stützen.

Akupunktur ist nicht eine simple lineare Handlungsweise. Es handelt sich dabei um einen nichtlinearen Prozess, bei dem alle vorhandenen Faktoren sich gegenseitig beeinflussen. Wenn der Leser die Chinesische Medizin auf diese Art betrachtet, als eine medizinische Kunstform, kann er einen Sinn für die Vielseitigkeit und die unglaublichen Möglichkeiten dabei entwickeln. Es lohnt sich, die wichtigsten Feinheiten im Gedächtnis verfügbar zu haben, damit man schnell erkennen kann, was mit den verschiedenen möglichen Methoden erreicht werden kann. Ein Therapeut, der vor seinem Patienten steht, hat bei jeder Konstellation von Symptomen unterschiedliche Möglichkeiten zu handeln. Wenn man mit der einen Herangehensweise nicht weiter kommt, kann eine andere Behandlungsmethode vielleicht den therapeutischen Bedürfnissen des Patienten besser entsprechen.

Mit meiner Version der Darstellung der klassischen Methodik möchte ich als ein Ziel den Leser wieder an das Verständnis dieser subtilen Feinheiten heranführen, die tatsächlich eine große Bedeutung für den Behandlungserfolg haben. Wenn man sie nicht beachtet, werden die Behandlungen leicht etwas roh oder unzureichend und können oft die Erkrankung nur oberflächlich beeinflussen. Der klassische Ansatz ermöglicht einen viel umfassenderen Überblick. Er berücksichtigt die gesamte Erkrankung des Patienten und seine allgemeine Gesundheit ebenso wie den Einfluss der Behandlung auf den Patienten, indem eine größere Klarheit über die Breite der verfügbaren therapeutischen Möglichkeiten und deren Kombinationen zur Verfügung steht.

Die klassische Form der Akupunktur gründet sich auf die älteste existierende Quelle der traditionellen chinesischen Akupunktur, das *Huang Di Nei Jing* (Des Gelben Kaisers Klassiker der inneren Medizin, auch das *Nei Jing* genannt). Es gibt mehrere unterschiedliche Schulen in Theorie und Praxis, die sich alle in irgendeiner Form auf das *Nei Jing* beziehen. Aber nicht alle Therapeuten folgen den Angaben des *Nei Jing* streng. Manche haben sich davon abgekehrt, indem sie eigene Vorstellungen in ihre therapeutischen Prinzipien eingebaut haben. Andere haben entschieden, nichts Abweichendes zu tun, aber dafür Richtlinien weggelassen. Beispielsweise bemühen sich einige moderne Therapeuten nicht oder kaum um die Anwendung von Nadeltechniken.

Der klassische Stil der Akupunktur leitet sich von den Therapeuten her, die sich völlig auf die Prinzipien beziehen, die durch das *Nei Jing* etabliert wurden.

Diese Praxis der Chinesischen Medizin ist mit ihren Wurzeln in der Vergangenheit gegründet, aber nicht auf sie eingeschränkt. Neue Einsichten und Entwicklungen sind in der Behandlung immer willkommen und werden befürwortet. Fortschritte müssen lediglich mit dem klassischen Stil vereinbar sein und dem *Nei Jing* entsprechen.

Ein Grund dafür, dass die vielfältigen Feinheiten der Akupunktur bei der Lehrtätigkeit im Westen verlorengegangen sind, liegt in der durch die Kulturrevolution in China (1966–1967) verursachten Änderung des Wissensstandes. Während der sozialen Umwälzungen durch die Kulturrevolution wurden Schulen geschlossen und der Lehrplan verkürzt, an einigen Stellen kam es sogar zu Bücherverbrennungen. Als ein Ergebnis dieser Ereignisse wurde der Umfang des Unterrichts in Chinesischer Medizin auf eine verkürzte Version reduziert, die die allumfassende Ganzheitlichkeit des klassischen Stils ersetzen sollte.

Ein anderer Grund dafür, dass wichtige Informationen im gegenwärtigen westlichen Unterrichtsgefüge verlorengehen, liegt darin, dass die Struktur des Behandlungsplanes und formale Behandlungsregeln ursprünglich in großem Umfang durch angeleitete klinische Tätigkeit gelehrt wurden. Behandlungspläne und Regeln wurden im Allgemeinen eher abgeleitet als direkt erläutert, und dadurch lieferte die Kombination der angesammelten Behandlungserfahrung implizit das Gerüst der Vorgehensweisen für die Behandlung.

Für westliche Studenten kann diese wenig strukturierte Art des Lernens frustrierend sein, weil vieles unausgesprochen bleibt und eine direkte Anleitung fehlt. Der Wert dieser klinischen Herangehensweise unter Anleitung liegt darin, dass keine strenge Einheitlichkeit vermittelt wird. Die Art des Vorgehens erlaubt dem Therapeuten große Freiheit, um eigene Erfahrungen zu machen und Schlüsse zu ziehen bei der eigenständigen Erstellung des Behandlungsplanes.

Schlussendlich sind nicht viele westliche Studenten in der glücklichen Lage, die Chinesische Medizin in einer Lehrzeit bei einem erfahrenden Meister in dieser Kunst lernen zu können. Diese Methode, bei der die Geheimnisse der chinesischen Akupunktur durch mündliche Weitergabe vermittelt werden, kommt aus dem Zentrum des klassischen Stils und wird in den Lehrmethoden des Westens weitgehend verlassen. Unser derzeitiger Lehrplan im Westen erfordert eine klinische Lehrzeit für die Erlangung einer Lizenz, aber man vermisst in ihm das umfangreiche praktische Studium, das nur in einer langen persönlichen Beziehung zwischen Lehrer und Schüler entstehen kann.

Manche Themen werden in diesem Buch mehrmals an verschiedenen Stellen behandelt, jedesmal von einem unterschiedlichen Standpunkt aus. Auch wenn ein Problem oder eine Gruppe von Symptomen schon untersucht worden sind, kann aus dem Zusammenhang ein anderer Einfluss auf ein Behandlungsregime entstehen. Diese Einflüsse aus dem Zusammenhang heraus können tatsächlich das Behandlungsmuster ändern. Im Ganzen gesehen ist es meine Absicht, dem Leser darzulegen, wie eine Behandlung sich entwickeln kann wenn sie sich auf die Zusammenhänge stützt.

Dieses Buch soll ein Führer für Akupunkteure und für Studenten der Akupunktur sein, die wenigstens die grundlegenden Kurse über die Theorie der Traditionellen Medizin und über die Lage und Anwendung von Akupunkturpunkten absolviert haben. Die Studenten werden diese Informationen nützlicher finden, wenn sie an klinischer Arbeit beteiligt sind, auch wenn sie sie nur beobachten, oder auch wenn sie selbst regelmäßige Akupunkturbehandlungen erhalten.

Sicherlich werden in Zukunft auch mehr Menschen, die sich eine Akupunkturtherapie überlegen, an diesem Text deshalb interessiert sein, weil er einen praktischen Überblick über das Gerüst der Chinesischen Medizin und die potentiellen Möglichkeiten der Akupunktur gibt. Ich glaube, dass einer der Gründe für das zunehmende Interesse an der Akupunktur darin liegt, dass dieser Ansatz zum Heilen die Patienten ermutigt, an dem Heilungsprozess mitzuarbeiten. Der Patient kann zum Beispiel durch Selbstmassage oder Moxibustion zum Erfolg der Behandlung selbst beitragen und er kann auch, wenn er nicht krank ist, sein Wohlbefinden verbessern.

20

Nach meiner eigenen Erfahrung möchten Patienten, die sich an der Behandlung beteiligen, auch gerne darüber informiert werden, warum sie in einer bestimmten Weise behandelt werden. Tatsächlich ist das gesamte theoretische Material, das in diesem Buch verarbeitet wurde, während der Konsultationen in meiner Praxis zu Erläuterungen benutzt worden, damit meine Patienten die Behandlung besser verstehen konnten. Je besser meine Patienten die Behandlung verstehen, desto mehr beteiligen sie sich selbst.

Der Autor setzt in diesem Buch einen gewissen Wissenstand über die Chinesische Medizin voraus, gleichgültig, ob der Leser selbst als Akupunkteur arbeitet oder nicht. Der Text wird gelegentlich Therapiemethoden wie Schröpfen erwähnen, oder Pulsarten, ohne sie weiter zu erläutern. Wenn der Leser mehr Informationen über diese grundlegenden Aspekte von Diagnose und Therapie benötigt, wird er auf eines der vielen vorhandenen Lehrbücher verwiesen.

Mit großer Dankbarkeit kann ich mich auf Dr. Tsengs ausgezeichnete Anleitung beziehen, und so mit diesem Text der nächsten Generation von Akupunkteuren das gesammelte Wissen dieser Jahre der Praxis und des Lernens der klassischen Akupunktur weitergeben.

Robert Johns

TEIL 1

ÜBERSICHT

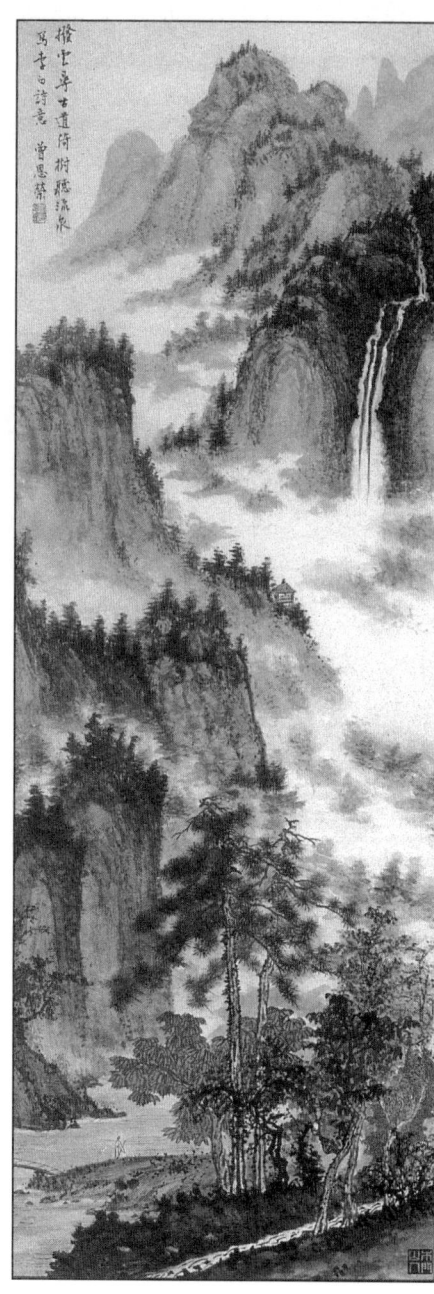

„Man kann zehn Jahre lang
medizinische Texte studieren und findet keine
solchen Patienten in der Klinik.

Man kann zehn Jahre in der Klinik arbeiten
und findet keine solchen Patienten in irgendeinem
medizinischen Fachbuch."

Dr. Andrew E. Tseng

Eine kurze Übersicht über die Behandlung mit Akupunktur

Es gibt unterschiedliche Teilaspekte bei der Akupunktur zu beachten, von denen die Technik nur einen darstellt. Üblicherweise werden Diagnostik, Punktauswahl und Behandlungstechnik getrennt voneinander studiert, um das Lernen zu erleichtern. Man sollte jedoch unbedingt im Gedächtnis behalten, dass es sich in der Praxis nicht um getrennte Bereiche handelt, sondern dass sie sich jeweils als Teile eines einzigen Prozesses aufeinander beziehen. Daher ist es angebracht, innerhalb einer Abhandlung über Akupunkturtechniken den Zusammenhang mit den anderen Elementen der Behandlung zu berücksichtigen.

Die richtige Diagnose

Wenn man Erkrankungen mit Akupunktur und Moxibustion behandelt, muss man den ganzen Körper berücksichtigen. Über die Hauptbeschwerden des Patienten hinaus und neben den damit verbundenen Symptomen ist die wichtigste Überlegung bei der Diagnosefindung die Einschätzung der Lebenskraft und allgemeinen Vitalität des Patienten. Wenn man dies berücksichtigt, kann sich die Behandlung bei verschiedenen Patienten sehr stark voneinander unterscheiden, auch wenn die Symptome, die behandelt werden sollen, äußerlich gleich erscheinen.

Der Behandlungsplan stützt sich auf Symptome, die bei der Erstellung der Diagnose gefunden werden. Deshalb ist es ganz wesentlich, die grundlegenden von den zweitrangigen Symptomen zu unterscheiden, also zu erkennen was die Hauptursache der Erkrankung (die „Wurzel") ist und welche Zeichen und Symptome die Erscheinung der Erkrankung darstellen (den „Zweig").

Was soll nun zuerst behandelt werden, die Wurzel oder der Zweig? Auf diese Frage gibt es keine einheitliche Antwort. Die Prioritäten bei der Behandlung werden je nach der Diagnose des einzelnen Patienten gesetzt. Eine klare Diagnose kann man daran erkennen, dass Wurzel und Zweig erkannt und unterschieden werden können. Mit einer klar definierten Diagnose kann festgelegt werden, welches Bedürfnis des Patienten zuerst behandelt werden muss oder um welches man sich stärker kümmern sollte.

Denken wir zum Beispiel einmal über Fieber nach. Wenn Fieber mit Gliederschmerzen verbunden ist, dann wird die Behandlung des Fiebers die Schmerzen erleichtern, sofern das Fieber die Ursache der Schmerzen ist. Ist das Fieber nicht allzu hoch, kann man sich auf das ursprüngliche Problem konzentrieren, wenn man im Kopf hat, dass das Fieber nur ein Symptom der Erkrankung und nicht die grundlegende Ursache darstellt. Fieber bei einem Kind kann sehr viel schneller ansteigen als bei einem Erwachsenen und das kann bedeuten, dass man es stärker beachten muss, während man bei der Diagnose und Behandlung von Fieber bei einem Erwachsenen bedächtiger vorgehen und mehr Mühe darauf verwenden kann, den richtigen Meridian für die Behandlung auszusuchen. Eine schnelle Behandlung von kindlichem Fieber kann sehr wichtig sein, und wenn man an den *jing*-Brunnen-Punkten oder der Ohrspitze bluten lässt, kann man Fieber in kurzer Zeit senken. Bei der Überlegung, ob die Wurzel oder der Zweig die Behandlungspriorität bekommen, wendet man am meisten Aufmerksamkeit auf das Problem, das ernsthafter oder gefährlicher erscheint. Wenn das grundlegende Problem (die „Wurzel") den Patienten nicht gefährdet, kann man sich mehr mit dem Zweig befassen.

Akute und chronische Erkrankungen können wie Wurzel und Zweig in Zusammenhang stehen, aber sie können auch ohne gegenseitige Beziehung gleichzeitig nebeneinander entstehen. Wenn eine akute und eine chronische Erkrankung nebeneinander bestehen, behandelt man zuerst die für den Patienten gefährlichere. Wenn die akute Erkrankung nicht sehr gefährlich ist, hat die Erkrankung des grundlegenden Problems Vorrang.

Diesem Gedankengang kann man auch dann folgen, wenn eine Erkrankung der Oberfläche und eine Erkrankung des Inneren vorliegen. Wenn die Erkrankung der Oberfläche sehr bedenklich ist, muss man sie zuerst behandeln. Wenn es sich dabei aber um eine leichte Erkrankung handelt, kann man ihr eine gewisse Aufmerksamkeit widmen, aber den Schwerpunkt der Behandlung auf das innerliche Problem legen. So wie bei dem gleichzeitigen Auftreten einer akuten und einer chronischen Erkrankung kann es auch beim gleichzeitigen Auftreten einer Erkrankung der Oberfläche mit einer inneren Erkrankung so sein, dass sie wie Wurzel und Zweig zusammenhängen oder dass sie beide auftreten ohne eine Beziehung zueinander zu haben.

Diese besondere Art und Weise, wie man in der Chinesischen Medizin eine Diagnose stellt, indem man alle Umstände der körperlichen Erscheinung auf der einen Seite und auf der anderen Seite das besondere Bild der Erkrankung bei dem bestimmten Patienten berücksichtigen muss, bringt es mit sich, dass man viele Faktoren zu berücksichtigen hat. Damit das Ganze praktisch durchführbar bleibt, wird der diagnostische Prozess gewöhnlich daraufhin vereinfacht, dass man sich auf die Acht Prinzipien, die Theorie der *zang-fu*, der inneren Organe und auf die Theorie der Meridiane und Verbindungsgefäße stützt, um die Erkrankung zu lokalisieren und eine Diagnose zu erstellen.

Zusammenstellung der passenden Punkte

Die Zusammenstellung der passenden Punkte bedeutet, dass man alle Arten von Punkten aussucht, die zu der Diagnose passen. Die Diagnose und die ausgewählten Akupunkturpunkte mit therapeutischem Wert müssen sich entsprechen. Diese Punktzusammenstellung ist zunächst ganz allgemein. Alle möglichen Punkte, die das Problem behandeln können, werden bestimmt. Die jeweils für eine bestimmte Behandlung benutzten Punkte werden aus dieser großen Gruppe von Punkten, die ursprünglich herausgesucht wurden, ausgewählt.

Man muss bei der Punktauswahl auch Besonderheiten der Akupunktur als Methode erwägen, zusätzlich zu den Überlegungen, die man zur Erstellung der Diagnose nach den grundlegenden Theorien der Traditionellen Chinesischen Medizin anstellt. Beispielsweise wird bei der Behandlung von Hauterkrankungen mit chinesischen Kräutern häufig der Funktionskreis Leber angesprochen, während man mit Akupunktur dieselben Erkrankungen eher durch Punkte auf dem Dickdarmmeridian und Milzmeridian behandelt. Ein weiterer Unterschied ergibt sich daraus, ob man für die Behandlung Nadeln oder Moxibustion benutzen möchte. Wenn man erhöhten Blutdruck behandelt, kann man eine ganze Reihe von Punkten anwenden, die über den ganzen Körper verteilt liegen. Benutzt man jedoch Moxibustion zur Behandlung erhöhter Blutdruckwerte, kann man nur einige wenige Punkte unterhalb des Knies auswählen, denn Moxabehandlung am Kopf, im Nacken, am Rumpf oder an den oberen Extremitäten kann den Blutdruck noch weiter steigern.

Meridiane und Punkte

Akupunkturpunkte werden entsprechend ihren therapeutischen Eigenschaften ausgewählt. Zusammengefasst kann man folgendes Prinzip aufstellen: „Der Verlauf eines Meridians ist zuständig für die Behandlung". Das bedeutet, dass Punkte, die auf demselben Meridian liegen, meistens einige therapeutische Eigenschaften gemeinsam haben. Ganz offensichtlich wird dieser Gesichtspunkt, wenn man sich klarmacht, dass alle Punkte entlang eines beliebigen Meridians dazu benutzt werden können, das dazugehörige Organ zu behandeln. Zusätzlich können Krankheiten mit Hilfe von Meridianen behandelt werden, die über die betroffene Region verlaufen. Eine gründliche Kenntnis des Meridianverlaufs kann die diagnostischen und therapeutischen Fertigkeiten stark verbessern.

Zusammenstellung von Punkten entsprechend ihrer Lokalisation

Wenn man sich überlegt, welche Punkte von ihrem therapeutischen Wert her zu einer Diagnose passen, dann ist die Lokalisation der Punkte von großer Wichtigkeit. Während Punkte am Kopf, im Gesicht und am Rumpf in erster Linie zur Behandlung der Organe in diesen Gebieten ausgewählt werden, behandelt man mit Punkten auf den Extremitäten sowohl Erkrankungen der Extremitäten, und aber auch der entfernteren Körpergebiete, die von den entsprechenden Meridianen durchlaufen werden. Diese Punkte sind bekannt als Fernpunkte und werden für kraftvoller und wichtiger erachtet als lokale Punkte.

Erkrankungen der oberen Körperhälfte können durch Punkte auf der unteren Körperhälfte behandelt werden und umgekehrt. Darüber hinaus sind Punkte, die unterhalb von Ellenbogengelenk und Kniegelenk liegen, sehr wirksam zur Behandlung von Problemen am Kopf, am Rumpf und in den inneren Organen. Diese Art der Punktauswahl nennt man „Akupunktur über Fernpunkte".

Bei Erkrankungen der linken Seite kann man Punkte auf der rechten Seite des Körpers auswählen, und umgekehrt kann man Punkte auf der linken Seite für Erkrankungen der rechten Seite wählen. Dies ist die Grundlage einer Akupunkturtechnik, die man „die eigentümliche Akupunktur" nennt. Der Name entsteht daraus, dass diese Technik eigentümlich oder seltsam anmutet: das Problem ist auf einer Körperseite und die Behandlung findet auf der anderen Seite statt.

Die Beziehung von Punkten zu inneren Organen

Nach den Angaben des ältesten existierenden Textes der Traditionellen Chinesischen Medizin, des *Nei Jing*, sind die *he*-Meer-Punkte und die *mu*-Alarm-Punkte für Probleme der *yang*-Organe indiziert, während die *yuan*-Quell-Punkte und die *shu*-Rücken-Punkte für Erkrankungen der *yin*-Organe geeignet sind. Außerdem kann man Punkte auf dem Konzeptionsgefäß und auf dem Lenkergefäß sowohl zur Behandlung von Erkrankungen der benachbarten Organe einsetzen als auch für konstitutionelle Symptome.

Punktauswahl

Manche Lehrmeinungen unterscheiden nicht oder kaum zwischen Punktauswahl und Punktzusammenstellung. Punktzusammenstellung bedeutet die Kombination von Punkten, deren therapeutische Eigenschaften zu der Diagnose passen. Punktauswahl bedeutet die Auslese von besonderen Punkten aus dieser größeren Anzahl von Akupunkturpunkten, die durch die Punktzusammenstellung bestimmt wurden. Punktzusammenstellung ist allgemeiner; Punktauswahl spezifischer. Diese Unterscheidung sollte man machen, um mehr Schärfe in der Auswahl der Punkte zu bekommen, die letztendlich für die Behandlung gewählt werden.

Bei der Behandlung von Krankheiten müssen viele verschiedene Elemente Berücksichtigung finden. Weil die richtige Diagnose voraussetzt, dass die Erkrankung verstanden wurde, ist es auch die Diagnose, die Klarheit für den Therapieansatz liefert. Bei einigen traditionellen Therapeuten gibt es den Grundsatz, dass die Diagnose so deutlich verstanden sein sollte, dass es möglich wird, zwei ganz verschiedene Behandlungsvorschriften zu formulieren, von der jede diese eine Erkrankung erfolgreich behandeln kann. Diese Möglichkeit, unterschiedliche Punktkombinationen für ein einziges Problem zu verschreiben, wird nur dadurch erreichbar, dass man verschiedene Punkte unter all denen auswählen kann, die man durch das Erstellen der richtigen Diagnose und der Zusammenstellung der geeigneten Punkte gesammelt hat. Es hat verschiedene Vorteile, wenn man in dieser Weise bei dem Erstellen einer Behandlungsvorschrift vorgeht. Ein Vorzug liegt darin, dass eine Punktkombination manchmal wirkungsvoller ist als eine andere, weil die individuelle Reaktion eines Patienten auf eine Behandlung eben verschieden sein kann.

Wenn man in dieser Weise eine Behandlungsvorschrift erstellen kann, bringt das einen weiteren Gewinn mit sich, der zu einer qualitativ besseren Behandlung des Patienten beitragen kann. Wenn ein Patient täglich oder jeden zweiten Tag behandelt wird, verlieren die Akupunkturpunkte langsam ihre Wirkungsstärke, weil sie so oft benutzt werden. Deshalb muss man die Punkte wechseln. In der Tradition der Akupuktur stellt die Fähigkeit, ausgeprägt unterschiedliche Punktverschreibungen für das selbe Problem zu erstellen, ein Zeichen für ein hohes Niveau der Akupunkturpraxis dar.

Die Punktauswahl kann weiter erklärt werden durch die Anwendungsweise verschiedener Punktetypen.

Behandlung mit *yuan*- und *luo*-Punkten

Die *yuan*-Quellpunkte an den Extremitäten liegen an Körperstellen, die einen Teil des ursprünglichen *qi* des Körpers bewahren. Diese Punkte haben eine große Bedeutung sowohl bezüglich der Diagnosestellung als auch der Behandlung von Erkrankungen auf ihren jeweiligen Meridianen bzw. den dazugehörigen *zang-fu*-Organen. Wenn man auf die *yuan*-Quellpunkte drückt, um die Reaktionen zu untersuchen oder Änderungen in Farbe oder Aussehen feststellt, kann man daraus Informationen für die Diagnosestellung entnehmen.

Bei allen Erkrankungen der inneren Organe sind nach den Angaben des *Nei Jing* die *yuan*-Quellpunkte die Punkte mit der größten praktischen Bedeutung. Die Theorie besagt, dass die Quellpunkte sehr eng verbunden sind mit dem *qi* des *sanjiao*, also der vitalen Funktion des *sanjiao*. Der *sanjiao* ist die Bahn, auf der das *yuan qi*, das

Ursprungs-*qi*, durch den Körper fließt. Wenn eine Region des Körpers erkrankt ist, wandert das *yuan qi* in die betroffene Region und unterstützt die Heilung.

Jeder der zwölf Hauptmeridiane hat ein Verbindungsgefäß in den Extremitäten, das *luo mai* genannt wird. Diese Verbindungsgefäße sind ein oberflächliches Netzwerk, das bestimmte Paare von *yang* und *yin* Meridianen miteinander verbindet, die eine Innen-Außen-Beziehung besitzen. Diese Verbindung von besonderen Paaren von *yin* und *yang* Meridianen, die in einer besonderen Beziehung zueinander stehen wie zum Beispiel der Dickdarmmeridian und der Lungenmeridian, nennt man *biao li* Beziehung, das bedeutet Innen-Außen-Beziehung. Außen bezieht sich auf *yang* und Innen auf *yin*. Die *luo*-Passagepunkte werden zur Behandlung von Erkrankungen benutzt, die zwei Meridiane betreffen, die in Innen-Außen-Beziehung stehen. Sie behandeln auch Erkrankungen in den Gebieten, die von zwei Meridianen in *biao li* Beziehung versorgt werden.

Yuan-luo Therapie bedeutet, dass man zusammen mit dem *yuan*-Quellpunkt auf einem Meridian den *luo-Passagepunkt* auf dem Meridian in *biao li* Beziehung auswählt. Traditionell wählt man den *yuan*-Punkt auf dem betroffenen Meridian oder Organ, das mit der Wurzel, der grundlegenden Ursache des Problems in Zusammenhang gebracht wird. Der *luo*-Passagepunkt wird auf dem Meridian ausgewählt, der sekundär betroffen ist.

Ein Beispiel für diese Art der Behandlung könnte so aussehen, dass man den *yuan*-Quellpunkt der Niere, N 3 *taixi* zur Behandlung von Lumbago aufgrund von Nierenschwäche auswählt und außerdem den *luo*-Passagepunkt der Blase Bl 58 *feiyan* für zusätzliche Probleme in den Beinen wie Schwäche, Schwierigkeiten beim Laufen, Schmerzen oder Verspannungen nimmt.

Eine weitere Variante dieser Behandlungsform benutzt man zur Behandlung von Problemen, die mit Asthma verbunden sind. Wenn die Fähigkeit der Lunge, die Feuchtigkeit zu verteilen, vermindert ist, wird Trockenheit erzeugt, und häufig findet man Verstopfung als ein Ergebnis. In diesen Zeiten wird der Patient größere Schwierigkeiten bei der Atmung verspüren. Weil nun die Atemprobleme in diesem Fall eher durch die Verstopfung verursacht werden als unmittelbar durch die Lunge, ist eine sinnvolle und wirkungsvolle Behandlungsvorschrift hier die Kombination des *yuan*-Quellpunktes auf dem Dickdarmmeridian Di 4 *hegu* zusammen mit dem *luo*-Passagepunkt der Lunge Lu 7 *lieque*.

Yin-yang-Therapie

Man sagt, dass an den Zustimmungspunkten entlang dem Blasenmeridian das *qi* der jeweiligen *zang-fu*-Organe dem Körper eingeflößt wird. *Shu* bedeutet einflößen *oder* einfüllen. In der Praxis heißt das, dass *qi* von den *shu*-Zustimmungspunkten aus direkt in die jeweiligen Organe fließt. Der Rücken und die oberen Teile des Körpers sind *yang* und das *Nei Jing* rät, Punkte in den Gebieten mit *yang*-Charakter möglichst bei Erkrankungen von *yin*-Organen und den dazugehörigen Sinnesorganen zu benutzen.

Dieses Behandlungsprinzip nennt man: „*yang* behandelt *yin*". Das bedeutet, dass man mittels Punkten, die in einer Körperregion mit *yang*-Charakter liegen, sehr wirkungsvoll Organe mit einer *yin*-Physiologie behandeln kann.

Wenn man die Beschaffenheit der *yin*-Organe betrachtet, findet man einen weiteren Grund, warum die Anwendung von *shu*-Zustimmungspunkten am Rücken ihnen besonders gut tut. Die wesentliche Aufgabe der *zang*-Organe liegt in der Herstellung und Speicherung von essentiellen Substanzen. Der Energiefluss bei diesen Tätigkeiten der *zang*-Organe ist nach innen gerichtet, also *yin*. Das Einflößen von *qi* von den *shu*-Punkten des Rückens her ist in der Richtung ebenfalls nach innen gewendet und harmoniert so gut mit *yin*, also mit der nach innen gerichteten Aktivität der *yin*-Organe.

Die *mu*-Alarmpunkte an der Vorderseite des Körpers liegen auf Brust und Bauch, also dort wohin das *qi* der entsprechenden *zang-fu*-Organe eingeflößt wird. *Mu* bedeutet ebenfalls einflößen, füllen, aber mehr im Sinn von sammeln. Die traditionelle Erklärung lautet, dass *qi* von den Organen heraus fließt, um sich in den zugehörigen *mu*-Alarmpunkten zu sammeln. Diesen Punkten wird aufgrund ihrer Lage am Körper ein *yin*-Charakter zugeschrieben und sie werden für besonders geeignet zur Behandlung der *fu*-Organe, also der Organe mit *yang*-Charakter angesehen. Die Theorie für diese Art von Behandlung nennt man „*yin* behandelt *yang*".

So wie die Dynamik der *shu*-Zustimmungspunkte am Rücken besonders für die Behandlung der *yin*-Organe geeignet ist, so eignen sich die *mu*-Punkte besonders gut zur Behandlung der *yang*-Organe. Die *fu*-Organe sind Hohlorgane, welche nährende Substanzen zunächst erhalten und aufnehmen, und sie dann weiterbefördern und Überflüssiges ausscheiden. Die Richtung ihrer Aktivität ist *yang*, also nach außen und weg vom Organ gerichtet. Weil die physiologische Funktion der *yang*-Organe darin liegt, sich selbst zu entleeren, muss eine Behandlung, die ihre gesunde Funktion fördern soll, diese Entleerungsfunktion stimulieren. Nun ist der Fluss von *qi* von den inneren Organen nach außen gerichtet, um sich an den entsprechenden *fu*-Organen zu sammeln, und deshalb kann diese sammelnde Aktivität der *mu*-Alarmpunkte die typische *yang*-Aktivität der *fu*-Organe fördern und verstärken.

Die fünf *shu*-Transportpunkte

Shu bedeutet veranlassen, bewegen oder transportieren. Jeder Meridian besitzt fünf Punkte, die unterhalb von Ellenbogen oder Knie liegen, die man die fünf *shu*-Transportpunkte nennt. Im Folgenden wird erläutert, auf welche Weise jeder der fünf *shu*-Transportpunkte seine jeweils besondere Eigenschaft vom Akupunkturpunkt zu anderen Körperstellen bringen kann.

Jing-Brunnen-Punkte werden bei geistig-seelischen Problemen, bei drückenden, erstickenden Sensationen oder Völlegefühl in der Brust benutzt oder zur Wiederbelebung in Notfällen.

Ying-Quellen-Punkte werden bei fieberhaften Erkrankungen ausgewählt. Der Punkt N 2 *rangu* ist sehr wirkungsvoll zur Behandlung von Hitze aufgrund von *yin*-Mangel („falsche Hitze"), und Le 2 *xingjian* behandelt ein Füllesyndrom, das man Leberfeuer nennt. Außerdem kann man mit *ying*-Quellen-Punkten oberflächliche Erkrankungen im Verlauf der Meridiane behandeln, besonders muskuläre Probleme.

Shu-Bach-Punkte wendet man bei Gelenkschmerzen an, die durch Wind und Feuchtigkeit verursacht werden, und bei Gefühlen von Schwerfälligkeit oder Trägheit, die auch der Nässe zugeschrieben werden. Ebenso wie *ying*-Brunnen-Punkte werden auch die *Shu*-Bach-Punkte bei Problemen entlang dem Meridianverlauf ausgewählt. Manchmal werden *Shu*-Bach-Punkte deswegen zum Ersatz für die *ying*-Brunnen-Punkte bei muskulären Problemen entlang dem Meridianverlauf herangezogen, weil sie bei der Akupunktur nicht so schmerzhaft sind.

Jing-Fluss-Punkte wählt man zur Behandlung von Husten, Asthma und Erkrankungen der Kehle. Die *jing*-Fluss-Punkte behandeln sowohl Fieber als auch Kältegefühle.

He bedeutet Verbindung oder vereinigt. An den *he*-Meer-Punkten verbindet sich der Meridian mit seinem zugeordneten Organ. Diese Punkte regulieren das *qi* im Körperinneren und treiben auch pathogene Faktoren aus. Das *Nei jing* empfiehlt die Verwendung der *he*-Meer-Punkte zur Behandlung der *yang*-Organe. Die unteren *he*-Meer-Punkte werden für kraftvoller in der Wirkung angesehen als die oberen *he*-Meer-Punkte, denn ihre Lage am Körper impliziert eine stärkere *yin*-Wirkung, weil sie tiefer liegen. Und deshalb folgen sie stärker dem Prinzip, dass man *yin* wählt, um *yang* zu behandeln.

Die fünf *shu*-Transportpunkte werden auch entsprechend dem Mutter-Sohn-Gesetz angewendet. Das Mutter-Sohn-Gesetz folgt der philosophischen Theorie der Fünf Wandlungsphasen *wu xing*, die auf die medizinische Praxis bezogen und dazu benutzt wurde, die Dynamik von Beziehungen des gegenseitigen Nährens und der wechselseitigen Unterdrückung zu erläutern. Auch wenn die Theorie der Fünf Wandlungsphasen sich in der Chinesischen Medizin behauptet hat, stellt sie nicht die Hauptlinie der medizinischen Theorie oder klinischen Praxis dar.

Eine wesentliche Anwendungsform des Mutter-Sohn-Gesetzes benutzt die fünf *shu*-Transportpunkte, um bei Überschuss-Situationen den Punkt des Sohnes zu sedieren, oder um bei Mangelsituationen den Punkt der Mutter zu tonisieren.

Varianten des Mutter-Sohn-Gesetzes benutzen auch andere Akupunkturpunkte als nur die fünf *shu*-Transportpunkte. Ein Beispiel ist die tonisierende Behandlung des *shu*-Zustimmungspunktes der Niere zur Behandlung von Asthma. Dahinter steht die theoretische Überlegung, dass die Tonisierung des Sohnes, der Niere, die physiologische Last der Mutter reduziert, das ist die Aufgabe, die Niere zu nähren. Dadurch wird die Lunge mit mehr *qi* versorgt und kann ihre Kräfte wieder regenerieren.

Die *xi*-Grenzpunkte

Xi bedeutet Kluft, Riss oder Spalte. *Xi*-Grenzpunkte finden sich an Stellen, wo das *qi* sich in der Tiefe ansammelt. Diese Punkte sind indiziert zur Behandlung akuter Erkrankungen, bei Schmerzen im Verlauf ihrer Meridiane, und bei Schmerzen in den dazugehörigen Organen. Die Erfahrung hat gezeigt, dass die *xi*-Grenzpunkte besonders gut wirken bei Blutungen die mit den jeweiligen Organen und Meridianen zusammenhängen. Manche erfahrenen Akupunkturärzte wie der berühmte Yang Ji-Zhou haben auch *he*-Meer-Punkte für ähnliche Indikationen wie die *xi*-Grenzpunkte angewendet.

Die Acht Einflussreichen Punkte

Acht wichtige Akupunkturpunkte haben eine enge Beziehung zu der physiologischen Aufgabe bestimmter Organe oder Gewebe. Diese Acht Einflussreichen Punkte und die Gewebe, die sie beeinflussen sind folgende:

Tab. 1/1

Die Acht Einflussreichen Punkte

Einflussreicher Punkt	Gewebe
Le 13 *zhangmen*	*yin-zang*-Organe
KG 12 *zhongwan*	*yang-fu*-Organe
KG 17 *shanzhong*	*qi*
Bl 17 *geshu*	Blut-*xue*
Gb 34 *yanglingquan*	Sehnen
Lu 9 *taiyuan*	Blutgefäße und Pulse
Bl 11 *dashu*	Knochen
Gb 39 *xuanzhong*	Mark

Wenn eines dieser Gewebe erkrankt, kann der entsprechende Einflussreiche Punkt in die Behandlung integriert werden, um so das erwünschte therapeutische Ergebnis zu verbessern.

Ein Einflussreicher Punkt kann aber auch für sich selbst der wichtigste Punkt bei einer Akupunktur-Behandlung sein. Nach der Traditionellen Chinesischen Medizintheorie ist Bewegung verbunden mit den Sehnen. Wenn die Sehnen beeinträchtigt sind, also die Bewegung eingeschränkt ist, wird Gb 34 *yanglingquan* mit starker Sedierung akupunktiert und gleichzeitig die betroffene Region bewegt. Das Behandlungsergebnis kann nach der Behandlung nur dieses einen Punktes unmittelbar eintreten.

Der Punkt Gb 39 *xuanzhong*, der Einflussreiche Punkt für das Mark, hat allein oder in Kombination mit anderen Punkten viele Indikationen. Er ist sehr wirkungsvoll, um die Immunitätslage zu verbessern, wirkt gut bei Erschöpfung oder Energiemangel, behandelt chronische Nackensteifigkeit und er wird benutzt, um das Gefühl von „Kälte in den Knochen" zu vertreiben. Bei diesen Indikationen moxibustiert man den Punkt. Moxibustion auf die Punkte Gb 39 *xuanzhong* und Ma 36 *zusanli* ist eine wichtige vorbeugende Behandlung für Schlaganfälle.

Die acht Einschaltpunkte

Die acht Einschaltpunkte liegen an den Stellen, wo die zwölf Hauptmeridiane mit den acht Außerordentlichen Meridianen verbunden sind. Die Außerordentlichen Meridiane unterscheiden sich von den Hauptmeridianen dadurch, dass sie keine direkte Verbindung zu inneren Organen besitzen. Mit Ausnahme des Konzeptionsgefäßes und des Lenkergefäßes haben die Außerordentlichen Meridiane weder *luo*-Passagepunkte noch eigene Akupunkturpunkte in ihrem Verlauf, sondern sie borgen sich Punkte von Hauptmeridianen, die sie in ihrem Verlauf schneiden.

Vier der acht Einschaltpunkte liegen auf den oberen Extremitäten und vier auf den unteren Extremitäten. Im Folgenden sind die acht Einschaltpunkte und ihre zugehörigen Außerordentlichen Meridiane aufgelistet:

Tabelle 1-2

Die Acht Einschaltpunkte

Einschaltpunkt	Außerordentlicher Meridian
Pk 6 *neiguan*	*yinwei*-Meridian
MP 4 *gongsun*	*chong*-Meridian
Dü 3 *houxi*	Lenkergefäß
Bl 62 *shenmai*	*yangqiao*-Meridian
3E 5 *waiguan*	*yangwei*-Meridian
Gb 41 *linqi*	Gürtelgefäß
Lu 7 *lieque*	Konzeptionsgefäß
N 6 *zhaohai*	*yinqiao*-Meridian

Die Einschaltpunkte werden allein oder in Kombination zur Behandlung von besonderen Körperregionen benutzt, die im Bereich der Außerordentlichen Meridiane liegen, weil sie an Stellen liegen, die von unterschiedlichen Meridianen gekreuzt werden. Ein Beispiel dafür ist die Kombination der Punkte Gb 41 *linqi* und Bl 62 *shenmai* zur Behandlung des hängenden Unterlids. Diese Behandlungsvorschrift ist sehr wirkungsvoll, denn die angesprochenen Meridiane kreuzen jeweils den inneren und den äußeren Augenwinkel.

Von allen Einschaltpunkten ist Pk 6 *neiguan* derjenige mit dem breitesten Einsatzspektrum. Der Name *neiguan* enthält zwei Begriffe: *nei* bedeutet das Innere und *guan* heißt Eingang. *Neiguan* bedeutet also Tor zum Körperinneren. Lange Zeit wurde *neiguan* nicht für so wichtig erachtet und man benutzte ihn deswegen nicht oft. Früher waren die Indikationen, ihn zu benutzen, die Behandlung des Herzens, des Magens und des Thorax. Aber besonders in den letzten vier-

hundert Jahren wuchs das Verständnis für seine Bedeutung kontinuierlich. Die Erfahrung und Untersuchungen haben gezeigt, dass die
Verbindung von *neiguan* mit vielen unterschiedlichen Aufgaben des
Körpers so bemerkenswert sind, dass man diesen Punkt bei jeder
Behandlungsvorschrift benutzen kann, um den therapeutischen
Effekt zu verstärken. Dieser Punkt erweitert auch die Anwendungs-
möglichkeiten für andere Akupunkturpunkte und so wird die Zahl der
einfachen und nützlichen Behandlungsvorschriften mit *neiguan* fast
endlos. Im Folgenden werden nur einige wenige Beispiele aufgezählt:

Zu schneller Herzschlag: *neiguan* plus H 7 *shenmen*

Atrioventrikuläres Flimmern: *neiguan* plus H 5 *tongli*. Der Begriff
tongli bedeutet „das Land öffnen". Die Ursache von Flimmern oder
Flattern ist nach der Chinesischen Medizin eine Blockierung des normalen *qi*-Flusses.

Husten: *neiguan* und KG 22 *tiantu*. Diese Vorschrift benutzt man auch
für Schmerzen in der Brust durch Husten und für Atemnot.

Morgendliche Übelkeit: *neiguan* plus Ma 36 *zusanli*. Mit dieser Vorschrift kann man auch die Reisekrankheit behandeln.

Darmkoliken: *neiguan*, KG 12 *zhongwan* und Ma 25 *tianshu*.

Magengeschwüre oder Duodenalgeschwür: *neiguan*, KG 12 *zhongwan*, Ma 36 *zusanli* und MP 6 *sanyinjiao*.

Gasvergiftung: *neiguan*, Gb 20 *fengchi* und Du 26 *renzhong*.

Ein weiterer Bereich der Akupunktur ist verbunden mit den Einschaltpunkten und nennt sich *ling gui ba fa*. Hier werden nur die acht
Einschaltpunkte in Kombinationen verwendet. Einige Befürworter
dieses Systems benutzen auch noch andere Punkte, akupunktieren
aber immer die Einschaltpunkte zuerst. Weil diese Methode auf
Berechnungen basiert, die sich auf den chinesischen Mondkalender
stützen, ist die Methode *ling gui ba fa* sehr kompliziert und schwierig
und hat wenige Fürsprecher.

Kreuzungspunkte

An Kreuzungspunkten treffen sich zwei oder mehr Meridiane. Man akupunktiert sie zur Behandlung von Erkrankungen, die mehrere Meridiane oder Organe in Mitleidenschaft ziehen. Weil an Kreuzungspunkten das *qi* mehrerer Meridiane zusammen fließt, kann man mit ihnen eine breitere Palette von Symptomen behandeln und sie haben einen größeren therapeutischen Wert. Gut bekannte Kreuzungspunkte sind LG 14 *dazhui*, KG 4 *guanyuan*, MP 6 *sanyinjiao* und Pk 6 *neiguan*. Die Kreuzungspunkte auf dem Lenkergefäß und dem Konzeptionsgefäß werden im Allgemeinen als die wichtigsten angesehen, denn diese zwei Meridiane erhalten und regieren *yin* und *yang* im ganzen Körper. Konzeptionsgefäß heißt im Chinesischen *ren mai*, *ren* bedeutet „verantwortlich". Das Konzeptionsgefäß ist verantwortlich für die Regulierung des *yin* im ganzen Körper. Das Lenkergefäß heißt im Chinesischen *du mai*; *du* bedeutet beherrschen, verwalten. Das Lenkergefäß verwaltet das *yang* des ganzen Körpers.

In früheren Zeiten hat man die zwei Meridiane nicht als getrennte behandelt sondern als einen Meridian. Tatsächlich entspringen sie beide am selben Punkt. Entsprechend der ursprünglichen Betrachtungsweise konnte man diese beiden Meridiane deswegen nicht trennen, weil das so war, als ob man *yin* und *yang* trennen würde, was nicht möglich ist. Diese Haltung wird unterstützt durch die grundlegende Theorie der fünf Beziehungen von *yin* und *yang*:

1. Gegensätzlichkeit
2. Gegenseitige Abhängigkeit
3. Gegenseitiger Verbrauch
4. Gegenseitige Verwandlung
5. Unendliche Teilbarkeit.

Wenn *yin* und *yang* voneinander getrennt wären, dann könnte man das eine für wichtiger als das andere halten, und das ist nicht möglich. Gute Gesundheit ist definiert als eine lebhafte und harmonische

Beziehung von *yin* und *yang*, und Krankheit entsteht durch eine Störung dieser Harmonie, eine Imbalance von *yin* und *yang*.

Erfahrungspunkte

Erfahrungspunkte wurden durch einfache praktische Erfahrung gefunden und haben spezielle Indikationen, oder sie haben sich erwiesen als die besten Punkte zur Behandlung besonderer Probleme. Diese Punkte werden seit langem benutzt, auch wenn es keine theoretische Grundlage gibt, die ihren Gebrauch erläutert. Im folgenden einige Beispiele:

Erfahrungspunkt	praktische Anwendung
N 1 *yongquan*	Koma
Blutenlassen an Ohrspitze	Halsschmerzen
Lu 5 *chize*	Knieschmerzen
H 5 *tongli*	hohes Fieber ohne Schwitzen
Li 7 *wenliu*	geschwollene schmerzhafte Zunge
Ma 42 *chongyang*	Ödeme des ganzen Körpers
Ma 7 *xiache*	Schmerzen an der Ferse
Dü 18 *quanliao*	häufiges Wasserlassen durch Nierenschwäche

Obwohl alle Therapeuten Erfahrungspunkte verwenden, ist es doch besser, zunächst Punkte auszuwählen, deren Nutzen durch die traditionelle Theorie unterstützt werden.

Ahshi Punkte

Man bezeichnet besonders empfindliche Punkte, die sich bei Erkrankungen einstellen können, als *ahshi*-Punkte. Manche vermitteln eine besondere Empfindung auf Druck wie Schmerz, ein Gefühl von Wundheit, Taubheit oder Spannung. Sie können gelegentlich auch speziell als Knoten oder Verdickung getastet werden.

Diese besonderen Stellen können überall auftreten und sind in keiner Weise an Meridiane oder Verbindungsgefäße gebunden, wie auch im *Nei Jing* beschrieben wird: „Wo der Schmerz auftritt, ist ein Akupunkturpunkt". Aber nicht nur in den betroffenen Regionen kann man die Methode der Palpation zur Diagnose benutzen. Man kann den Nacken und die Schulterblätter bei Problemen der Arme auf diese Weise untersuchen, oder das Lenkergefäß und die lumbosakrale Region, um mehr Informationen bei Problemen der unteren Extremitäten zu erhalten.

Ahshi-Punkte auf der Außenseite des Körpers können einen Zustand der inneren Organe widerspiegeln. Dies trifft besonders für die Zustimmungspunkte am Rücken, für die *yuan*-Quellpunkte oder die *xi*-Grenzpunkte zu. Beispielsweise kann man die Zustimmungspunkte am Rücken und den Bauch palpieren, wenn man eine genaue Diagnose bei Magenschmerzen haben möchte. Bei der Palpation sollte man zur Vergleichbarkeit der Diagnostik die verschiedenen Stellen gleichmäßig drücken. Man muss auch die beiden Körperseiten vergleichen, damit man alle Unterschiede oder Ähnlichkeiten herausfindet, die die Diagnose präzisieren helfen können.

Die Verwendung von *ahshi*-Punkten nicht nur als lokale Punkte, sondern in Zusammenhang mit der gestellten Diagnose und der Differenzierung von Organen und Meridianen kann bei der letzten Punktauswahl sehr nützlich sein. Wenn man schlechten Appetit und Aufstoßen feststellt und einen fettigen oder gelben Zungenbelag findet, ist eine wahrscheinliche Diagnose, dass die Gallenblase den Magen angreift. Wenn die weitere Diagnostik mittels Palpation zeigt, dass der Magen gebläht ist und Schmerzen und Unwohlsein unter den Rippen empfunden werden, wird dies die Diagnose bekräftigen. Auf der Grundlage dieser Informationen über die *ahshi*-Punkte kann man die Punkte Ma 36 *zusanli* und Gb 34 *yanglingquan* als eine zutreffende Punkteverschreibung auswählen. Eine weitere mögliche Vorschrift könnte Ma 36 *zusanli* plus Le 3 *taichong* sein, denn die Behandlung der Leber wird die Gallenblase besänftigen. Diese Verschreibungen folgen der Richtlinie des *Nei Jing*, dass man *he*-Meer-Punkte wählt, um die *fu*-Organe zu behandeln und *yuan*-Quellpunkte zur Behandlung der *zang*-Organe.

Die geeignete Technik

Die Bedeutung von Technik beim Akupunktieren

Die Feststellung, dass eine Akupunkturtechnik die geeignete oder die richtige ist, bedeutet, dass sie durch die Diagnose als die angemessene festgelegt wird. Die Technik des Nadelns muss zur Erkrankung und zum Allgemeinzustand des Patienten passen je nach den Erkenntnissen des diagnostischen Prozesses. Eine Punkteverschreibung allein ist keine ausreichende Antwort auf ein medizinisches Problem. Wenn Akupunkturpunkte das erhoffte therapeutische Ergebnis bringen sollen, muss man sie mit der geeigneten Akupunkturtechnik stimulieren.

Yang Ji-Zhou war einer der berühmtesten Akupunkteure seit Beginn des 17. Jahrhunderts und viele Punktkombinationen, die wir heute benutzen, stammen von ihm. Einige Zeitgenossen von Yang Ji-Zhou waren nicht so erfolgreich mit seinen Punktkombinationen, weil ihre Technik einfach nicht wirksam genug war. Es ist wirklich wesentlich, die geeignete Technik zu applizieren. Man betrachte die folgende Punktvorschrift, die bei zwei verschiedenen Indikationsgruppen benutzt wird:

1. Indikation: Erkältungskrankheit, hohes Fieber, aber Unfähigkeit zu schwitzen.

Punktvorschrift:

Ma 44 *neiting* mit *xie* (sedierender) Technik;

Di 4 *hegu, bu* (tonisierende) Technik;

N 7 fuliu, xie (sedierende) Technik;

LG 14 *dazhui,* neutrale Technik.

2. Indikation: Erkältungskrankheit, Fieber mit profusen Schweißausbrüchen.

Punktvorschrift:

Ma 44 *neiting,* neutrale Technik;

Di 4 *hegu, xie* (sedierende) Technik;

N 7 *fuliu, bu* (tonisierende) Technik;

Du 14 *dazhui,* neutrale Technik.

Das Nadelgefühl und wie man es aufrecht erhält

Das Nadelgefühl (*de qi*) ist charakterisiert durch ein Gefühl von Enge oder Schwere um die Akupunkturnadel herum. Es wird beschrieben als ein Fisch, der an der Angel hängt und auf und nieder hüpft, ein schwebendes, tiefes Gefühl. Die Reaktion des Patienten auf das Ankommen des *qi*-Gefühls kann sehr gering ausfallen, oder das Gefühl stellt sich erst sehr langsam ein. Wenn das *de qi* spät kommt oder sehr lange Zeit benötigt, bevor es sich einstellt, ist dies ein Zeichen für die Schwäche des Patienten und ein Hinweis darauf, dass seine Reaktion auf die ganze Behandlung langsam sein wird. Der kräftige Patient realisiert ein schnelles Ankommen des *de qi.* Wenn das *de qi* schnell ankommt, werden sich die Behandlungserfolge auch schnell einstellen. Eine langsame Ankunft des *de qi* oder eine schwache Antwort können auch auf eine falsche Tiefe der Nadelposition hinweisen, oder dass der Punkt nicht genau getroffen wurde.

Die Bedeutung der Ankunft des *qi*-Gefühls kann gar nicht überschätzt werden. Wenn man eine bestimmte Technik anwenden möchte, muss man zuallererst dafür sorgen, dass das Nadelgefühl ankommt. Darüber hinaus ist es nicht genug, ein gutes Nadelgefühl zu erreichen und dann eine Technik anzuwenden. Die Anwesenheit des *qi* um die Nadel herum muss erhalten werden, damit während der Behandlung der therapeutische Effekt bestehen bleibt. Wenn es erforderlich ist, kann man dies auf verschiedene Art und Weise erreichen. Man kann die Nadel klopfen, leicht rotieren, leicht heben und senken. Wenn das *de qi* erhalten bleibt, kann man auch während der Behandlung mehrfach Techniken anwenden, um so den Behandlungserfolg noch zu verstärken.

Akupunkturtiefe

Eine Überlegung, die man anstellen sollte, wenn man eine gute Technik anwenden will, ist, ob man die Nadel eher oberflächlich oder eher tief einführen möchte. Das leitende Prinzip hierbei ist, dass die Tiefe des Einstichs zu der Tiefe der Erkrankung passen muss. Tiefes Akupunktieren bei einer Erkrankung der Oberfläche kann bewirken, dass der pathogene Faktor sich mehr in die Tiefe des Körpers bewegt. Akupunkturnadeln, die sehr flach eingeführt sind, wenn die Erkrankung sich im Innern des Körpers befindet, werden wahrscheinlich nicht zu dem erwünschten Ergebnis führen, denn man begegnet dann der Erkrankung nicht in der richtigen Ebene.

Wenn auch die Diagnose die Tiefe des Einstiches bestimmt, so ist dies doch nicht das einzige Kriterium. Letztlich wird die Nadeltiefe auch dadurch beeinflusst, wie der Patient bei der Akupunktur reagiert. Beispielsweise kann ein schwacher Patient die kräftige Stimulation von einer tiefen Nadelinsertion vielleicht nicht aushalten. Wenn das so ist, muss man Kompromisse eingehen und die Nadeltiefe an die Toleranz des Patienten anpassen. Anderseits haben manche schwache Patienten nur eine träge Reaktion auf die Akupunktur. Bei ihnen kann man das *qi*-Gefühl nur auf tieferen Ebenen erreichen unabhängig davon, welche Schicht von der Erkrankung betroffen ist.

Anzahl der Nadeln

Es wird sehr darauf geachtet, wie viele Nadeln insgesamt in einer Vorschrift verwendet werden sollen. Ein allgemeine Richtlinie besagt, dass man nicht mehr als acht Nadeln gleichzeitig akupunktieren soll. Einige Techniken schreiben vor, nur mit einer Nadel zu arbeiten, andere verwenden mehrere Nadeln oder sie benutzen eine Nadel mehrfach an derselben Stelle. Da das Ergebnis von Techniken mit mehreren Nadeln besser ist, sollte man um so mehr darauf achten, wie viele Nadeln man insgesamt einsetzt, wenn man eine derartige Technik verwendet.

Zur Behandlung der Gesichtslähmung kann man eine Nadel am Punkt Ma 4 *dicang* zusammen mit einer Nadel am Punkt Ma 6 *jiache* verwenden. Aber noch wirkungsvoller ist das Einführen einer einzigen Nadel vom Punkt Ma 4 *dicang* bis zu Ma 6 *jiache*. Selbst wenn man je eine Nadel an beiden Punkten einführt, die sich in der Mitte berühren, wird doch der Fluss des *qi* gebrochen und nicht so gut miteinander verbunden, wie es mit einer Nadel erreicht werden kann, die von einem Punkt zum anderen reicht. Diese Art der Nadelpositionierung nennen wir durchgreifende Akupunktur (*tou ci* oder *tou zhen*). Sie wurde zu einer Zeit entwickelt, als man sehr grobe Nadeln verwendete und deshalb gezwungenermaßen versuchte, mehr Effizienz mit weniger Nadeln zu erreichen.

Als später feinere Nadeln hergestellt werden konnten, hat man zu den Punktverschreibungen gerne mehr Nadeln benutzt, um vielseitigeren Problemen gerecht werden zu können. Aber auch in unserer modernen Zeit ist eine allgemeine Ansicht die, dass zu viele Nadeln die Energie des Patienten verschwenden und auch zeigen, dass der Therapeut nicht sehr großes Vertrauen in seine eigene Behandlung setzt.

Auch wenn man blutende Techniken anwendet, sollte man die Gesamtzahl der benutzten Nadeln klein halten. Wenn man einen Akupunkturpunkt bluten lässt, möchte man pathogene Hitze entfernen und Blockaden beseitigen, zum Beispiel bei Schmerzen oder Verletzungen. Aber zusätzlich zum pathogenen *qi* geht immer auch ein wenig vom normalen *qi* des Körpers verloren, wenn man es an einem Punkt bluten lässt. Im Allgemeinen werden nur 1–2 Tropfen Blut am Akupunkturpunkt abgelassen und nur solange, bis die Farbe des abtropfenden Blutes normal wird. Bei einer Stagnation sieht das herausfließende Blut erst dunkel aus, bei Hitze kann es dunkel oder aber auch heller als normal aussehen. Besondere Vorsicht muss man bei Patienten mit einem Mangelsyndrom walten lassen, wenn man sie bluten lassen will, denn dies kann sie noch weiter schwächen.

Anordnung der Nadeln

Man führt die Nadeln immer am betroffenen Meridian ein. Im *Nei jing* wird folgender Ratschlag gegeben: Wenn man akupunktiert, kann es sein, dass man den Akupunkturpunkt nicht trifft. Man muss aber immer sicher sein, dass man nicht den Meridian verfehlt, denn der therapeutische Effekt kann auch erreicht werden, wenn man entlang dem Meridian akupunktiert. Die traditionellen Regeln zur Positionierung der Nadeln für eine Behandlung legen Wert auf die Verwendung von entfernten Punkten, stark wirksamen Punkten und besonderen Punkten.

Der Vorschrift zur Verwendung von entfernten Punkten liegt die theoretische Vorstellung zugrunde, dass Punkte, die auf oder in der Nähe der erkrankten Körperregion liegen, im Allgemeinen nicht so eine kraftvolle therapeutische Wirkung besitzen wie weiter entfernt liegende. Dies ist ein Teil der Grundlage für die Regel der Verwendung entfernter Punkte, also der Wahl von Punkten an unteren Körperpartien bei Erkrankungen der oberen Körperteile, oder Verwendung von Punkten auf der linken Seite zur Behandlung von Problemen der rechten Körperseite und umgekehrt. Darüber hinaus wird es bei der

Verwendung von entfernten Punkten nicht für ratsam gehalten, Punkte zu wählen, die auf dem gleichen Meridian in unmittelbarer Nähe liegen. Nach der theoretischen Vorstellung kann hier eine Nadel die Wirkung der anderen blockieren, wenn sie sehr eng nebeneinander auf einem Meridian liegen.

Die Methode der Auswahl stark wirksamer Punkte und besonderer Punkte bedeutet die Auswahl von Punkten auf der Körperseite, die dem Problem des Patienten gegenüber liegt. Stark wirksame Punkte benutzen heißt hier, Punkte zu benutzen, die auf dem Meridian liegen. Besondere Punkte zu benutzen bedeutet, *luo*-Punkte oder Punkte auf dem Verlauf der *luo mai*, das sind Verbindungsmeridiane, zu benutzen. Diese letzte Methode wird gewählt, wenn die Pulse noch normal sind obwohl Symptome vorhanden sind. Man nennt die Methode, stark wirksame Punkte zu benutzen, deswegen so, weil die Punkte auf den Hauptmeridianen, den *jing mai*, liegen im Gegensatz zu den besonderen Punkten, die auf den Verbindungsgefäßen, den *luo mai*, liegen. Die Größe und auch die therapeutische Bedeutung der *jing mai* ist größer verglichen mit den *luo mai*.

Behandlungsfrequenz und der Fortschritt der Patienten

In schweren Fällen oder bei innerlichen Erkrankungen reicht es nicht aus, nur einmal in der Woche zu behandeln. In China behandelt man typischerweise täglich oder an jedem zweiten Tag und legt eine Pause nach zehn oder zwölf Behandlungen ein. Sehr schwere Gesundheitsprobleme wie Schlaganfall, Epilepsie oder Verletzungen des Gehirns erfordern eine häufige Behandlung; es ist aber auch hier ratsam, sehr schwache Patienten eher jeden zweiten Tag als jeden Tag zu behandeln. Wenn auch im Westen im Allgemeinen nicht so häufig behandelt wird wie in China, können doch mit zwei oder drei Behandlungen in der Woche bei schweren Erkrankungen, bei Problemen mit den inneren Organen oder in chronischen Fällen Erfolge erreicht werden.

Während einer Serie von Behandlungen kann es manchmal dazu kommen, das keine Fortschritte mehr gemacht werden und ein Gefühl entsteht, das mit dem Ausdruck: „Ermüdung" beschrieben wird. Dies passiert am ehesten, wenn der Patient sehr häufig behandelt wird, jeden Tag oder jeden zweiten Tag. Dann benötigt der Patient eine Pause zwischen den Behandlungen. Wenn der Patient von kräftiger Konstitution ist und häufig behandelt wird in kurzen Abständen von täglich bis jeden zweiten oder dritten Tag, ist die Grenze meistens bei zehn bis zwölf Behandlungen für eine Serie. Eine Behandlungspause dauert in der Regel eine Woche bis zehn Tage, aber wenn der Patient schwach ist, kann man auch zwei Wochen pausieren.

Schlaganfallpatienten zeigen oft sehr deutlich, was passiert, wenn man in Serien von zehn Behandlungen mit einer Woche Pause zwischen den Serien therapiert. Sie machen meistens die größten Fortschritte in den Pausen zwischen den Serien. Dann haben die Patienten Zeit, die Wirkungen der häufigen Behandlungen zu integrieren.

Eine weitere Überlegung bei täglichen Behandlungen ist die, dass Akupunkturpunkte ihre Wirksamkeit verlieren, wenn sie sehr häufig innerhalb kurzer Zeitabschnitte benutzt werden; sie erreichen so etwas wie ein sensorisches Plateau. Aus diesem Grund sollte man Alternativen finden und die Akupunkturpunkte nach jeweils drei oder vier Behandlungen wechseln.

Der Therapeut sollte sich der Tatsache bewusst sein, dass man erst einige Behandlungen benötigt, um festzustellen, ob man dem Patienten helfen kann oder nicht. Wenn drei Serien von zehn oder zwölf Behandlungen kein Ergebnis zeigen, dann wird das im Allgemeinen als ein Zeichen dafür angesehen, dass man nichts für den Patienten tun kann. Bei akuten Erkrankungen sollten einige Behandlungen allerdings schon das Problem lösen können.

Eine schwere Erkrankung wie der Schlaganfall kann sehr bemerkenswerte Verbesserung zeigen, wenn hier häufig und frühzeitig nach dem Schlaganfall behandelt wird. Die Erfahrung hat gezeigt, dass

Patienten nach einem Schlaganfall eine sehr gute Wiederherstellungs-
tendenz zeigen, wenn die Behandlung innerhalb von sechs Monaten
nach dem Schlaganfall begonnen wurde. Wenn die Behandlung innerhalb eines Zeitraumes von nur drei Monaten nach dem Schlaganfall
begonnen wurde, ist die Erholung der Funktionen noch besser. Patienten mit schweren oder chronischen Erkrankungen und schwache
Patienten erzielen die besten Ergebnisse mit häufiger Behandlung.

In der Tat ist der beste Ansatz bei jedem negativen Einfluss auf die
Gesundheit der, die Behandlung zu beginnen, sobald ein Zeichen der
Disharmonie sich zeigt. Am Besten von allem ist eine präventive
Anwendung der medizinischen Kenntnisse, um die Gesundheit und
das Wohlbefinden zu stärken.

Verschiedene Faktoren, welche die Therapie beeinflussen

Wenn einmal eine Diagnose gestellt ist, gibt es noch weitere Überlegungen zu treffen über Details, welche die Art und Weise der Behandlung beeinflussen können. Die Acht Prinzipien (*ba gang*), die im Allgemeinen als Leitlinien für die Differentialdiagnose benutzt werden, leiten bereits über von der Diagnose zu den Prinzipien und den Wirkungen der Behandlung. Außerdem muss man eine begründete diagnostische Grundlage haben, um die erforderliche Länge der Behandlung festzulegen, die Tiefe der Nadelinsertion, die Stimulationsstärke und die Anzahl Nadeln bei jeder Behandlung. Schließlich wird die Verwendung von bestimmten Techniken weitgehend davon beeinflusst, welche Punkte für die Behandlung ausgewählt werden.

Die Acht Prinzipien

yin	*yang*
innen (tiefliegend)	außen (oberflächlich)
Mangel *xu* (Leere)	Überschuss *shi* (Fülle)
Hitze	Kälte

Yin und *yang*

Yin und *yang* beinhalten alle Aspekte der Acht Prinzipien. So betrachtet stellen *yin* und *yang* ein sehr breit angelegtes Konzept dar, das man mit linearem Denken nur sehr schwer begreifen kann. Auch die unendlichen Varianten der Relativität machen das Begreifen von *yin* und *yang* sehr schwierig. Etwas kann *yang* in einer Beziehung und in einer anderen wiederum *yin* sein. Eine Veranschaulichung ist die folgende Darstellung von *ying qi* (das nährende *qi*) in zwei verschiedenen Beziehungen. *Ying qi* kreist in den Meridianen und den Blutgefäßen. Seine Aufgabe liegt darin, Blut zu produzieren und mit dem Blut zu zirkulieren und dabei die inneren Organe zu ernähren. Blut erscheint mehr substantiell im Gegensatz zu *qi*, das mehr verfeinert ist; Blut ist passiv und auf die Aktivität des *qi* angewiesen, durch die es produziert und bewegt wird. *Ying qi* ist vergleichsweise mehr *yang* von Charakter als Blut. Auf der anderen Seite ist *ying qi* aber eine mehr innerliche Kraft als *wei qi* (das Abwehr-*qi*). *Wei qi* kreist außerhalb von Meridianen und Blutgefäßen und verteilt sich hauptsächlich in Muskeln und Haut, es wärmt und nährt die subkutanen Gewebe, kontrolliert das Öffnen und Schließen der Poren und verteidigt den Körper gegen äußere pathogene Faktoren (*wai xie*). Innen entspricht *yin*, wenn man also *ying qi* mit *wei qi* vergleicht, so ist *ying qi* mehr *yin* als *wei qi*. Ohne dass sein Charakter geändert wurde, wird aus *ying qi* als einer Substanz mit *yang*-Charakter verglichen mit Blut, eine Substanz mit *yin*-Charakter verglichen mit *wei qi*.

Gerade weil es manchmal so schwierig ist, *yin* und *yang* in einfache und direkt verständliche Begriffe zu fassen, wird es für ein Kennzeichen besonders fortgeschrittener Kunst angesehen, wenn ein Therapeut seine Diagnose und Behandlung ausschließlich auf diese Begrifflichkeit stützen kann. Es ist dabei sehr hilfreich, wenn man sich daran erinnert, dass die Chinesische Medizin ebenso wie Physik oder Biologie eine Naturwissenschaft ist. Durch die Beobachtung und das Verständnis für Interaktionen und Rhythmen in der Natur gewinnen wir ein besseres Verständnis von *yin* und *yang*. Wenn zum Beispiel die Symptome eines Patienten sich des Nachts verschlimmern, dann ist das ein Hinweis darauf, dass die Erkrankung ernster ist. Die Nacht ist *yin*, kühl, dunkel, ruhig und nach innen gerichtet; der Tag hingegen ist *yang*, hell, aktiv und nach außen gerichtet. *Yin* ist mehr innerlich verglichen mit *yang*. Je mehr ein gesundheitliches Problem nach innen dringt, desto ernster wird es.

Betrachten wir einmal die Beziehungen von *yin* und *yang* bei der Behandlung von chronischem Husten. Eine Gesundheitsstörung mit Husten betrifft das *qi*, entweder handelt es sich um Mangel an *qi* oder um Stagnation von *qi*; und Probleme mit *qi* entsprechen *yang*. Chronische Probleme entsprechen jedoch eher *yin* im Vergleich mit akuten Erkrankungen, deren Charakter mehr *yang* ist. Akute Probleme können schneller gelöst werden, hingegen reagieren chronische Erkrankungen langsamer auf eine Therapie.

Der chinesische Begriff für chronisch bedeutet wörtlich übersetzt „eine Krankheit, die sich langsam bewegt". Erkrankungen, deren Charakter *yin* ist, sind schwieriger zu behandeln, weil sie nicht so schnell auf die Behandlung reagieren. Eine Erkrankung mit *yin*-Charakter ist auch deshalb ernster als eine mit *yang*-Charakter, weil *yin* mehr innerlich ist als *yang*. Demzufolge wird ein Patient mit einem chronischen Husten mehr Behandlungen benötigen als ein Patient mit einem akuten Husten. Manche Patienten mit chronischem Husten haben Symptome, die sich nachts verschlimmern. Da die Nacht dem *yin* entspricht, ist dieser des Nachts schlimmere Husten ein Zeichen dafür, dass die Krankheit noch schwieriger zu behandeln ist. Es ist von großer Bedeutung, dass der Therapeut versteht, mit welcher Geschwindigkeit eine Krankheit auf die Therapie antworten wird, damit er nicht das Vertrauen verliert, wenn er Erkrankungen behandelt, die anfänglich keine oder nur geringe Besserung auf die Behandlung zeigen.

Innen und Außen

Innen und Außen bezeichnen den Sitz der Erkrankung und geben ebenfalls einen Hinweis auf die Ernsthaftigkeit des Problems. Das Gesundheitsproblem kann oberflächlich sein und Haut oder Muskeln betreffen, oder es kann tiefer liegen und Sehnen oder Knochen angreifen. Schmerzen, die sich auf Druck verschlimmern, weisen darauf hin, dass das Problem tiefer sitzt, während Schmerzen, die durch Druck erleichtert werden, auf ein eher oberflächliches Problem deuten. Wenn der Schmerz im Muskel oberflächlich ist, aber die Nadeln tief in die Muskulatur eingestochen werden, wird das Problem sich noch weiter in die Tiefe verlagern. Es ist sehr wichtig, dass die Tiefe der Nadelung der Lage der Erkrankung entspricht.

Die jeweilige Tiefe, in der sich eine Erkrankung abspielt, gibt auch einen Hinweis auf ihre Ernsthaftigkeit entsprechend der Ebenen der physiologischen Funktion. Ein Problem in einem Meridian ist weniger schlimm als ein Problem in einem Organ, und ein Problem im Blut ist schlimmer als ein Problem des *qi*. Tiefer liegende Erkrankungen sind ernsthafter zu bewerten und schwieriger zu therapieren als oberflächliche Probleme.

Manchmal kann auch aus der Lage am Körper auf die Bedrohlichkeit eines Problems geschlossen werden. Bei der Diagnose einer Lähmung nach Schlaganfall wird es für schwerwiegender erachtet, wenn ein Mann eine Lähmung der linken Körperseite als der rechten hat. Von Natur aus sind die radialen Pulse bei Männern auf der linken Seite kräftiger als auf der rechten. Nach dem *Nei Jing* entspricht die linke Körperseite eher *yang* verglichen mit der rechten, die eher *yin* zugeordnet wird. Männer sind mehr *yang*; wenn also die Lähmung auf der dem *yang* entsprechenden Körperseite ist, der linken, dann ist diese Erkrankung schlimmer, als wenn sie auf der rechten Seite gelähmt wären. Das Gegenteil trifft für Frauen zu. Bei Frauen sind die radialen Pulse auf der rechten Seite, der *yin* Seite, kräftiger als auf der linken. Weil Frauen insgesamt mehr *yin* sind, ist eine Lähmung auf der rechten Seite ernster und schwieriger zu behandeln als eine auf der linken Seite.

Die Tiefe der Nadelinsertion richtet sich danach, wie tief oder wie oberflächlich die Erkrankung ist. Bei Problemen der Oberfläche oder nahe der Oberfläche sollten die Nadeln prinzipiell auch nur oberflächlich eingestochen werden. Wenn die Erkrankung sich in der Tiefe abspielt, dann muss die Akupunktur tiefer sein. Die richtige Diagnose über die Ebene, in der die Erkrankung spielt, kann bessere Ergebnisse erbringen, denn sie hilft auch die Behandlung besser zu bestimmen.

Fülle und Mangel

Fülle oder Überschuss *shi* bei einer Erkrankung bedeutet, dass der pathogene Faktor im Überfluss vorhanden ist oder anders ausgedrückt, dass der pathogene Faktor sehr stark ist. In einer Füllesituation *shi* ist das *qi* des ganzen Körpers (*zheng qi* oder *zhen qi*, das Lebens-*qi*) noch ziemlich normal; das bedeutet, der Patient ist kräftig. Ein Zeichen von Fülle erkennt man am beschleunigten Puls. Die grundlegende Theorie für sedierende Techniken *xie* zur Behandlung von Füllesituationen wird festgehalten im Kapitel *Li He Zhen Xie Lun* im *Ling Shu*: „Wenn der Puls Zeichen der Fülle zeigt, handle gegen diese Situation und nimm den Überschuss energisch weg." Den Überschuss energisch wegnehmen bedeutet, dass man eine *xie*-Technik mit kraftvoller Behandlung erreichen kann. Wenn man einen Überschuss beseitigt, geht auch immer ein kleiner Teil des Lebens-*qi zhen qi* des Körpers verloren. Da bei Patienten mit Füllesyndromen das Lebens-*qi* noch fast normal ist, schwächt eine sedierende Technik diese Patienten nicht allzusehr.

In einer Mangelsituation *xu* ist das *qi* des Patienten schwach. Das bedeutet, dass die Funktionen oder die Abwehr des Körpers vermindert sind, so dass der pathogene Faktor in den Körper eindringen kann. In einer Mangelsituation können pathogene Faktoren auch im Körper ruhen und man sollte immer im Gedächtnis behalten, das auch in einer Füllesituation immer ein gewisser Grad von Mangel vorhanden ist, der allein schon dadurch in Erscheinung tritt, dass eine Krankheit sich im Körper einnisten kann. Das typische Kennzeichen für einen Mangel ist ein schwacher Puls. Die Grundlage für die kräftigende Technik *bu* bei der Behandlung von Mangelsituationen ist nach dem *Ling Shu*: „Wenn ein Mangel am Puls festgestellt wird, sollst Du dieser Bedingung Rechnung tragen und wiederherstellend arbeiten." „Dieser Bedingung Rechnung tragen" bedeutet, dass man den geschwächten Zustand des Patienten akzeptiert und eine milde Behandlung anwendet, um die Gesundheit wiederherzustellen.

Bei der Aufstellung des Behandlungsplanes bei einer Fülle-Erkrankung oder einer Mangelsituation ist folgendes die allgemeine Richtlinie: „Bei Fülle benutze mehr Nadeln und weniger Moxa, bei Mangel benutze weniger Nadeln und mehr Moxa." Bei Fülle-Erkrankungen des Inneren wird im Allgemeinen keine Moxibustion angewendet. Die bemerkenswerte Ausnahme von dieser Regel ist eine innerliche Fülle vom Kälte-Typ. Bei Mangelerkrankungen des Inneren bringt die Anwendung von Moxa im Allgemeinen ein besseres Ergebnis als die Akupunktur mit Nadeln. Aber bei Leere von *yin* ist Moxibustion in der Regel kontraindiziert. Die Anwendung von Moxa bei Mangel an *yin* erzeugt Komplikationen. Zum Einen kann das Entstehen von Hitzesymptomen angeregt werden. Zweitens kann die Anwendung von Moxibustion bei der oft mit *yin*-Mangel verbundenen Nierenschwäche den Blutdruck ansteigen lassen. Die Niere ist die Wurzel des *qi*. Sie kann das übermäßige Ansteigen des *qi* zurückhalten, sofern diese Funktion nicht durch die Schwäche eingeschränkt ist.

Selten handelt es sich bei einem Fall um eine reine Fülle- oder Mangelsituation. Zur gleichen Zeit können *xu* und *shi* Symptome unabhängig voneinander auftreten oder auch in einem Zusammenhang miteinander stehen. In diesem Fall wird die Auswahl des Behandlungsplanes komplexer. Bevor man jedoch entscheidet, wie man den Überschuss sediert und den Mangel tonisiert, muss man erst überlegen, wie der Gesamtzustand des Patienten und seine allgemeine Stärke ist. Alle Techniken *bu* und *xue*, die Anzahl der Nadeln, die Stärke der Behandlung, die Nadeltiefe und die Anwendung von Moxibustion werden davon beeinflusst, wieviel der Patient ertragen kann. Anders ist es jedoch in Notfallsituationen. Hier ist es extrem wichtig, dass die unmittelbare Gefahr beseitigt wird. Erst nach Überwindung der Krise kann dann mehr Aufmerksamkeit auf die Diagnose gerichtet werden und auf die Behandlung von Bedingungen mit *xu* und *shi* Charakter sowie die generelle Kraft des Patienten.

Hitze und Kälte

Bei Hitze-Erkrankungen soll man die Nadeln schnell einstechen und herausziehen. Hitze-Erkrankungen sind *yang* und charakterisiert durch eine beschleunigte Zirkulation des *qi*, deshalb werden die Nadeln im Allgemeinen nur sieben bis zwölf Minuten lang liegengelassen. In Gegenwart von Hitze gibt es eine allgemeine Tendenz zur Bewegung nach außen und oben, deshalb akupunktiert man nur oberflächlich. Wenn die Nadeln bei Hitze-Erkrankungen zu tief eingestochen werden oder zu lange liegen bleiben, kann der pathogene Faktor dadurch nach innen getrieben werden.

Kälte-Erkrankungen benötigen längere Akupunktursitzungen, die nicht kürzer als sieben Minuten und bis zu zwanzig oder dreißig Minuten dauern können. Mit der Kälte stellt sich eine Verlangsamung der Körperfunktionen ein, deshalb benötigt man längere Zeit, bis der Effekt der Akupunktur aus den Meridianen in den Körper eindringen kann. Kälte ist *yin* und sinkt nach innen und nach unten. Deshalb muss man bei Kälte-Erkrankungen die Nadeln tiefer einstechen, als wenn man eine Hitze-Erkrankung behandelt. Bei Kälte-Erkrankungen wird auch häufiger Moxibustion angewendet.

Zeit

Die Festlegung, wie lange Akupunkturnadeln während einer Behandlung liegen bleiben, richtet sich nach dem Rhythmus, in dem qi und Blut durch die Meridiane kreisen. Durch taoistische Meditationspraktiken war entdeckt worden, dass qi und Blut sich mit einer Geschwindigkeit von sechs *cun* in jedem kompletten Atemzyklus (Einatmung und Ausatmung) durch die Meridiane bewegen. Die Länge aller Meridiane und Verbindungsgefäße beträgt zusammen 1620 *cun*, man benötigt also die Dauer von 270 Atemzügen, um qi und Blut einmal durch den ganzen Körper kreisen zu lassen (1620 *cun* : 6 *cun* pro Atemzug = 270). Die normale Atemfrequenz liegt bei etwa 18/Minute, also sind etwa 15 Minuten (270 : 18 Atemzüge/Minute = 15 Minuten) erforderlich für einen Kreislauf von qi und Blut durch den ganzen Körper.

Diese Vorstellungen und Berechnungen sind die Grundlage dafür, dass man im Allgemeinen bei einer Behandlung die Nadeln 15 Minuten lang liegen lässt. Wenn man sie länger liegen lässt, belastet man das qi des Patienten und die Behandlung wirkt wie eine sedierende Technik *xie*. Andererseits ist eine kürzere Liegedauer von etwa sieben bis zwölf Minuten leichter, weil der Patient dabei weniger belastet wird, und wirkt im Allgemeinen als tonisierende Behandlung *bu*. Bei einer Kälte-Erkrankung liegt meistens auch eine Minderfunktion vor und die Zirkulation ist verlangsamt, deshalb kann man längere Zeit für eine Tonisierung vorsehen: etwa zwanzig bis dreißig Minuten. Hitze-Erkrankungen hingegen sind mit einer Hyperaktivität verbunden und mit einer beschleunigten Zirkulation, deshalb lässt man die Nadeln nicht so lange liegen. Wenn man die Nadeln bei der Behandlung einer Hitze-Erkrankung zu lange liegen lässt, kann das ungewollte Ergebnis sein, dass der pathogene Faktor nach innen gezogen wird, anstatt dass man ihn heraustreibt.

Einstichtiefe und Stärke der Behandlung

Man muss sich bei der Akupunktur immer darüber klar sein, welche Einstichtiefe die richtige ist. Die folgende Tabelle gibt dafür einige Richtlinien an.

Tabelle 2/1

Erkrankung des Patienten	Einstichtiefe
akut	oberflächlich
chronisch	tief
oberflächlich (Haut, Muskeln, Meridiane, *qi*)	oberflächlich
tief (Sehnen, Knochen, innere Organe, Blut)	tief
Kälte	tief
Hitze	oberflächlich
Schmerzen	tief
Juckreiz	oberflächlich
Schmerzen werden durch Druck schlimmer	tief
Schmerzen werden durch Druck geringer	oberflächlich

Wenn mehr als eine Aussage für eine Erkrankung zutrifft, kann es zu gegensätzlichen Angaben kommen, wenn man dieser Tabelle folgt. Der einzige Weg, diesen Widerspruch zu lösen, liegt darin, zu entscheiden, welche Bedingung die wichtigere bezüglich der Diagnose ist. In der Praxis entwickelt auch jeder Therapeut aus Erfahrung bevorzugte Verfahrensweisen, die ihm als wirksamster Ansatz bei den gegebenen Umständen erscheinen. Beispielsweise entwickeln Patienten mit chronischen Problemen meistens eine allgemeine Schwäche. Dann ist eine oberflächliche Einstichtiefe angezeigt, um die Schwäche zu behandeln, denn eine tiefe Nadelung ist eine starke Behandlung und schwache Patienten können das oft nicht aushalten. Chronische Erkrankungen sind bezüglich der Beeinträchtigung der Funktion oft tiefer, stärker verwurzelt, weil sie einfach schon längere Zeit bestehen, und sie reagieren besser auf eine tiefe Akupunktur. Hier ist die tiefe Einstichtiefe bei einem schwachen Patienten mit einer chronischen Erkrankung nicht kontraproduktiv, sofern die Stimulation der Akupunktur auf der tiefen Ebene nicht zu kräftig ist für den Patienten. Man kann dann zum Beispiel durch den Gebrauch von weniger Nadeln oder von dünneren Nadeln dafür sorgen, dass die Behandlung nicht zu stark ist, wenn man auf der tiefen Ebene akupunktiert. **Weil mehrere Herangehensweisen an eine spezifische Therapie aus unterschiedlichsten Gründen angebracht sein können, gibt es viele verschiedene Möglichkeiten für jeden Behandlungsplan.**

Manchmal wird eine tiefe Akupunktur gewählt, weil sie meistens stärker und gründlicher wirkt. In der folgenden Tabelle wird die Verbindung zwischen der Einstichtiefe und der Behandlungsstärke hergestellt.

Tabelle 2/2

Patiententyp	Einstichtiefe
zarter Patient (allgemeine Schwäche, Kleinkind, Kind, ältere Person, Schwangere)	oberflächlich
kräftiger Patient	tief
voller Puls	tief
schwacher Puls	oberflächlich

Außerdem wird die Einstichtiefe auch durch die natürlichen Bedingungen beeinflusst. Das *qi* des Körpers bewegt sich harmonisch im Einklang mit dem Wechsel der Jahreszeiten saisonal in verschiedenen Ebenen. Daran muss man auch denken, denn eine Behandlung ist dann am wirkungsvollsten, wenn die Einstichtiefe zu der Tiefe passt, in der das *qi* des Patienten verläuft.

Im Winter sinkt das *qi* ganz tief in den Körper und das zeigt sich typischerweise in einem tiefer liegenden Puls zu dieser Jahreszeit. Deshalb muss man die Nadeln im Winter tiefer einführen. Im Frühling, wenn alles aufs Neue zu wachsen beginnt, hebt sich das *qi* mehr an die Oberfläche, so wie eine sprießende Pflanze. Im *Nei Jing* wird die Art und Weise, wie das *qi* des Körpers im Frühling emporsteigt, verglichen mit feinem Haar, das aus der Haut wächst. Im Sommer ist das *qi* ausgedehnt und voll, das zeigt sich dann in Pulsen, die vor allem in den oberen Ebenen kräftig und voll sind. Deshalb kann man im Sommer auch am oberflächlichsten akupunktieren. Während des frühen Frühjahrs und im Spätherbst, wenn das Wetter schon wieder kalt wird, akupunktiert man tiefer. Darüber hinaus bestimmt auch die aktuelle Wetterlage – ob es gerade heiß oder kalt ist, unabhängig von der jeweiligen Jahreszeit – die Einstichtiefe auch je nach dem Puls des Patienten. Wenn zum Beispiel im Sommer kaltes Wetter herrscht, wird die Einstichtiefe aufgrund des Einflusses der Kälte mehr in die Tiefe gehen müssen.

Tabelle 2/3

Saisonale Auswirkungen auf das qi

Frühling	*qi* kommt empor	*qi* ist haarfein
Sommer	*qi* am oberflächlichsten	*qi* auf der Ebene der Haut
Herbst	*qi* nicht flach, nicht tief	*qi* steigt tiefer ins Gewebe hinab
Winter	*qi* liegt am tiefsten	*qi* auf der Ebene der Knochen

Tabelle 2/4

Einstichtiefe bezogen auf die Jahreszeit

Sommer	am oberflächlichsten
Winter	tief
Frühling und Herbst	nicht allzu tief

Auch die Lage der Akupunkturpunkte bestimmt die Einstichtiefe. Weil *yang* eher außen und *yin* eher innen ist, wird in den entsprechenden Regionen auch unterschiedlich tief akupunktiert, wie die folgende Tabelle zeigt:

Tabelle 2/5

Einstichtiefe je nach Punktlokalisation

yang (Kopf, Nacken, Thorax und oberer Rücken)	oberflächlich
yin (Bauch, lumbosakrale Region, Hüften, Gliedmaßen)	tief

An einigen Punkten an Kopf und Hals folgt man diesen Regeln nicht streng. Am Punkt Gb 20 *fengchi* wird manchmal bis zu 1,5 *cun* tief akupunktiert. Di 18 *futu* wird zur Behandlung des Kropfes auch sehr tief gestochen. Am Punkt KG 22 *tiantu* ist die Einstichtiefe bis zu 2 *cun* tief, allerdings meistens nicht senkrecht oder schräg nach innen, sondern entlang der Rückseite des Sternum. Am Extrapunkt *qiuhou* in der Nähe des Unterrandes des Auges kann bis zu 2 *cun* tief akupunktiert werden.

Die nächsten beiden Tabellen geben eine Zusammenfassung der unterschiedlichen Faktoren.

Tabelle 2/6

Einflüsse der Konstitution auf die Akupunkturtechnik

Konstitutio- neller Typ	Einstich- tiefe	Dauer der Be- handlung	Anzahl der Nadeln	Dicke der Nadeln
Robust, kräftig; unempfindlich auf Nadeleinstich	tief	länger	eher mehr	dicker
Schmal, dünn; schwach; empfindlich auf Nadeleinstich	oberflächlich	kürzer	weniger	dünner

Bei Fülle-Erkrankungen und Kälte-Erkrankungen werden die Nadeln auch tiefer eingestochen und länger liegen gelassen, man benutzt mehr und dickere Nadeln. Zur Behandlung von Leere-Erkrankungen und Hitze-Erkrankungen werden die Nadeln oberflächlicher eingesto- chen und bleiben weniger lange liegen, man nimmt auch weniger und dünnere Nadeln.

Tabelle 2/7

Zustand des Patienten   Stärke der Akupunktur

Zustand des Patienten	Stärke der Akupunktur
Akute Erkrankung	kräftig
Chronische Erkrankung	mild
Kräftiger Patient	stark
Schwacher Patient	mild
Schmerzen	stark

Im Allgemeinen erfordert eine Behandlung von Schmerzen eine starke Stimulation. Das Auftreten von Schmerzen ist ein Hinweis dafür, dass eine Blockade oder Behinderung des *qi* vorliegt, und eine starke Stimulation induziert einen besseren Fluss von *qi* an dieser Stelle. Das *Nei Jing* beschreibt diese Behandlung prägnant mit dem Begriff: „Schmerzen für Schmerzen." Das heißt, man soll eine schmerzvolle Behandlung, also starke Stimulation, anwenden, um eine schmerzhafte Situation zu beenden. Dabei muss man aber berücksichtigen, wieviel Schmerz der jeweilige Patient ertragen kann. Gleichgültig, welche Erkrankung man behandelt, sollten aber generell bei einer starken Stimulation weniger Nadeln insgesamt bei einer Behandlung benutzt werden.

Einführen und Herausziehen der Nadeln

Eine raffinierte Seite der Behandlungstechnik liegt in der Art und Weise, wie man Akupunkturnadeln einführt und herauszieht. Eine bewährte Praxis ist das Akupunktieren und Entnadeln in der Reihenfolge „von *yang* nach *yin*". Das bedeutet, dass man den Rücken des Patienten zuerst behandelt und dann die vordere Seite, und dass man die Nadeln zuerst am Kopf, dann am Rumpf, dann an Armen und zuletzt an den Beinen einführt.

Auch wenn manche Techniken erfordern, dass man diese Reihenfolge nicht einhalten kann, so werden die Nadeln aber immer von *yang* nach *yin* eingeführt. Nehmen wir zum Beispiel einen schwachen Patienten mit einer schweren Lumbago. Um den Schmerz zu behandeln, wurde zuerst der Punkt Bl 40 *weizhong* mit sedierender Technik *xie* behandelt. Das ist ein wichtiger Punkt zur Behandlung von Rückenschmerzen. Dann wurde Bl 23 *shenshu* tonisierend *bu* behandelt, um die Lumbalregion zu stärken und den Patienten allgemein zu kräftigen. Schmerz bedeutet eine Blockade, und sofern der Patient nicht so schwach ist, dass man ihn erst allgemein kräftigen muss, behandelt man den Schmerz zuerst. Obwohl in diesem Fall die sedierende Technik zuerst am Punkt Bl 40 *weizhong* angewendet und dann erst am Punkt Bl 23 *shenshu* tonisiert wurde, so wurden aber die Nadeln doch zuerst an Bl 23 *shenshu* und dann an Bl 40 *weizhong* eingeführt. Darüber hinaus wird auch das *qi*-Gefühl gleich nach dem Einführen der Nadeln in der Reihenfolge *yang-yin* aufgesucht und nicht erst später vor der Anwendung der speziellen Technik.

Mit nur wenigen Ausnahmen werden Akupunturnadeln immer von *yang* nach *yin* eingeführt und auch herausgezogen. Die wichtigste Ausnahme sind Notfälle. Punkte zur Behandlung von Erkrankungen, die sofort therapiert werden müssen, wie z. B. Herzanfälle, Schlaganfall, Krampfanfälle, Blutungen oder Ohnmacht, werden als erste akupunktiert ganz unabhängig von der Lage der Punkte, die man anwendet, wenn die Krise überwunden ist.

Eine zweite Ausnahme sind extrem starke Schmerzen. Beispielsweise eine junge Frau, die während ihrer Menstruation an unerträglichen Krämpfen litt, die durch eine Endometriose noch verstärkt wurden. Sie hatte solch heftige Schmerzen, dass sie in Tränen aufgelöst war und kaum sprechen konnte. MP 6 *sanyinjiao* wurde als erstes akupunktiert und konnte innerhalb kurzer Zeit einige Erleichterung bringen. Nachdem der Schmerz zunächst gelindert war, wurde bei der Erstellung der weiteren Diagnose gefunden, dass die Patientin weitere Nadeln ertragen konnte, um so den Therapieeffekt zu verbessern. Deshalb wurden dann zusätzliche Nadeln in Punkte auf dem Bauch und an den Unterarmen gegeben und zwar in der Reihenfolge von *yang* nach *yin*.

Eine weitere Überlegung bei der Behandlung betrifft die Handhabung der Nadeln beim Einführen und Herausziehen. Es wird Wert darauf gelegt, beide Hände zu benutzen, wenn die Nadeln inseriert, herausgezogen oder manipuliert werden. Die Hand, welche die Nadel hält, nennt man die Punktionshand; die Hand, die bei der Akupunktur hilft, nennt man die assistierende Hand.

Zu jedem Zeitpunkt der Akupunktur kann die assistierende Hand hilfreich eingreifen. Sie kann die Tätigkeit der Punktionshand erleichtern, indem sie zum Beispiel die Haut zusammenkneift, wenn in einem Gebiet akupunktiert wird, in dem der Knochen dicht unter der Haut liegt und das Gewebe dünn ist. Oder sie kann die Haut spannen in Gebieten, in denen die Haut schlaff ist, wie zum Beispiel am Bauch. Die assistierende Hand wird auch in Gebieten mit Blutgefäßen benötigt; dort muss sie die Gefäße beiseite drücken, damit die Nadel die Vene oder Arterie bei der Punktion nicht trifft. Wenn man mit einem Fingernagel der assistierenden Hand das Gewebe neben der Punktionsstelle presst, schmerzt der Einstich weniger. Man kann auch den Fingernagel als Leitschiene für die Akupunkturnadel benutzen und so den richtigen Einstichpunkt und Winkel der Nadelposition finden helfen. Die assistierende Hand hat eine große Bedeutung darin, dass sie der Punktionshand in allen Aspekten hilft, das wird auch von erfahrenen Akupunkteuren aus allen Phasen der Geschichte Chinas betont, die darauf immer wieder großen Wert legen.

Wenn man Nadeln entfernt, dann soll man das so tun, dass der Patient nicht erschrickt. Bevor man eine Nadel herauszieht, soll man sie vorwärts und rückwärts drehen, damit man sicher sein kann, dass sie sich leicht bewegen lässt. Eine Nadel einfach herauszuziehen ohne sie zunächst zu drehen, kann eine so starke Wirkung auslösen, dass der Patient vielleicht kollabiert.

Akupunkturtechnik bei speziellen Punkten

Bei bestimmten Akupunkturpunkten bestimmt die Lage die möglichen Techniken. An manchen Stellen können einige Techniken aufgrund der anatomischen Bedingungen nicht durchgeführt werden oder müssen aus Sicherheitsgründen modifiziert werden.

Punkte über Knochenvorsprüngen mit wenig Gewebe wie z. B. Gb 41 *linqi* oder auf dem Schädel bieten wenig Raum, um die Technik des Hebens und Senkens der Nadel durchzuführen. Auf dem Schädel führen Akupunkteure eher Stimulationen mittels Rotieren der Nadel durch als mittels Heben und Senken. Einige Punkte wie z. B. Lu 9 *taiyuan* und Ma 42 *chongyang* liegen nahe an Knochen und zusätzlich dicht bei Arterien.

Wenn man in der Nähe des Auges akupunktiert, ist es nicht ratsam, die Nadel viel hin und her zu bewegen, um möglichst keine Hämatome zu erzeugen. Auch in der Nackenregion, in der manche Therapeuten sehr tief akupunktieren, sollte man nur wenig manipulieren, um nicht versehentlich eine Arterie zu treffen.

Am Brustkorb und am oberen Rücken darf man die Nadeln nur schräg oder horizontal nach unten einstechen, aber niemals senkrecht, damit man kein inneres Organ verletzen kann. Zwar kann man mit tiefen Einstichen an Akupunkturpunkten bessere Ergebnisse erreichen, aber am Thorax und oberen Rücken darf man dies aus Sicherheitsgründen nicht. In diesen Regionen kann man denselben Effekt aber auch durch langes horizontales Einstechen entlang der Meridiane statt durch schräges oder senkrechtes Inserieren erreichen.

Zusammenfassend kann man sagen, dass die richtige Technik in erster Linie durch die Diagnose definiert wird. Zusätzlich kann die Lage eines gewählten Akupunkturpunktes einen Einfluss ausüben auf das Einführen der Nadel oder die Manipulationweise, die erforderlich sind, um die richtige Technik durchzuführen.

Vorsichtsmaßnahmen bei der Behandlung

Eine Abhandlung über Akupunktur ist nicht vollständig ohne einige wichtige Bemerkungen bezüglich der Vorsichtsmaßnahmen. Wenn dieses Thema auch eigentlich zur Technik gehört, ist es doch so wichtig, dass ihm ein eigenes Kapitel gewidmet werden soll.

Der große Meister Yang Ji-Zhou rät in seinem Buch *Zhen Jiu Da Cheng*, dass man aufpassen soll, bei der Akupunktur von *yang*-Meridianen nicht Sehnen und Knochen zu berühren, und bei der Akupunktur von *yin*-Meridianen nicht Arterien, Venen und innere Organe zu punktieren. Eine Ausnahme ist eine alte Technik mit Namen *guan ci* (Gelenkpunktion), bei der die Nadeln direkt in die Sehne eingestochen werden, die an einem Gelenk endet.

Guan ci kann bei Problemen der Sehnen angewendet werden, bei Krämpfen, Schmerzen oder Taubheit, wenn auch meistens diese Probleme dadurch behandelt werden können, dass man in die betroffene Region akupunktiert ohne die Sehne zu treffen. Die Technik *guan ci* wird selten angewendet, weil sie sehr schmerzhaft ist und weil es sehr viel Erfahrung braucht, um in die Sehne zu akupunktieren ohne sie zu verletzen.

Im *Nei Jing* wird davor gewarnt, ein Organ oder einen Knochen mit der Nadel zu berühren, weil das diesen Geweben schaden könne. Akupunktur in den Magen kann zum Beispiel ein Geschwür hervorrufen. Wenn die Nadelspitze einen Knochen berührt, kann das einen Bluterguss erzeugen. Wenn eine Nadel die Lunge punktiert kann das ganz leicht die Ursache für die Entstehung eines Pneumothorax sein. Das *Nei Jing* unterstreicht diese Warnung noch dadurch, dass man auch durch Akupunktur den Tod einer Person hervorrufen kann, wenn folgende Organe mit Akupunkturnadeln berührt werden: Punktion des Herzens: Tod innerhalb eines Tages; Punktion der Gallenblase: Tod innerhalb von einem und einem halben Tag; Punktion der Leber: Tod in fünf Tagen; Punktion der Nieren: Tod innerhalb von sechs Tagen; Punktion der Milz: Tod innerhalb von zehn Tagen; Punktion des Gehirns: sofortiger Tod.

Heutzutage erleben wir viele Operationen an den eben erwähnten Organen, bei denen auch in die Organe geschnitten wird. Was unterscheidet also eine Akupunkturnadel nun davon, dass sie so großen Schaden oder sogar den Tod hervorrufen kann, wenn sie eines dieser Organe berührt?

Die Akupunkturnadel ist deshalb einzigartig, weil sich um sie herum das *qi* sammelt (*de qi* oder die Nadelreaktion). Die Bedeutung, das *qi* zu erreichen, kann nicht überbetont werden, weil davon die Wirksamkeit der Behandlung abhängt. Während aber nun die Anwesenheit und Kraft des *qi* um die Nadel herum den therapeutischen Erfolg bestimmt, kann sie auch Schaden, sogar den Tod verursachen.

Die Energie und die mögliche Gefahr einer Akupunkturnadel und die erforderliche Vorsicht vor einem Stich in ein Organ wird von Dr. Tseng in folgender Weise zusammengefasst: „Der Brustkorb und der obere Rücken sind so dünn wie ein Stück Papier und die Nadel ist wie ein Tiger." Wenn *qi* sich um die Akupunkturnadel herum ansammelt, kann es die Gewebe oder die Funktion des ganzen Körpers in negativer oder auch in positiver Weise beeinflussen. Man sollte eine Akupunkturnadel nicht mit weniger Ernst als einen Tiger behandeln.

Vor einigen Jahren wurde in Shanghai ein älterer Mann wegen Magenproblemen behandelt. Unter den verschriebenen Akupunkturpunkten war auch KG 13 *shangwan*, der senkrecht akupunktiert wurde. Nachdem die Nadeln eingeführt worden waren, wurde der Patient für zwanzig Minuten allein gelassen. Als jemand zurückkam, um die Nadeln zu entfernen, war der Mann tot. Es stellte sich heraus, dass das Herz des Patienten sehr tief gelegen war, was manchmal bei älteren Menschen der Fall ist, und die Nadel am Punkt KG 13 hatte das Herz getroffen und seinen sofortigen Tod verursacht.

Ein anderes Beispiel einer alten Akupunkturtechnik kann vielleicht die Kraft in einer Akupunkturnadel noch besser demonstrieren. Vor vielen Jahrhunderten war die senkrechte Akupunktur am Punkt Gb 24 *riyue* eine bekannte Behandlungsmethode bei schwerem unstillbarem Schluckauf, der mehrere Tage anhielt. Nach dem Ankommen des *qi*-Gefühls wurde die Nadel direkt in das Zwerchfell eingeführt, und das konnte man daran feststellen, dass die Nadel bei jedem Schluckauf in einen Krampf hinein gestochen wurde. Das Ergebnis dieser Behandlung war, dass das Zwerchfell für eine gewisse Zeit die Funktion einstellte, und dadurch hörte der Schluckauf auf. Diese Technik kann sehr gefährlich sein, wenn die Nadel nicht völlig richtig und in die richtige Tiefe eingeführt wird. Es besteht die Möglichkeit, durch das Zwerchfell hindurch und in eine Körperhöhle zu stechen und ein inneres Organ zu treffen. Man kann auch das Zwerchfell schädigen.

Noch einige andere Gebiete werden als sehr heikel angesehen und hier ist Akupunktur entweder kontraindiziert oder nur mit großer Vorsicht durchführbar. Bei Kindern ist der behaarte Kopf, bei schwangeren Frauen der Unterbauch und der untere Rücken für Akupunktur kontraindiziert. Der Hals, die Gegend um das Schlüsselbein herum sowie die Periorbitalregion sind sehr heikle Gebiete. Wenn man über der Harnblase akupunktieren will, bittet man den Patienten am besten vorher, die Blase zu entleeren, um damit zu verhindern, dass man die Blase perforiert. Man sollte auch über der Blase immer nur schräg stechen und nie senkrecht. Um Risiken und Schäden zu vermeiden, sollte man besonders aufpassen, wenn man Punkte akupunktiert, die in der Nähe von Venen, Arterien und lebenswichtigen Organen liegen. Am Thorax und am oberen Rücken verhindert schräges oder horizontales Einstechen der Nadeln eine Verletzung innerer Organe.

In früheren Zeiten wusste man nicht viel über das Sterilisieren von Nadeln. Damals war die Akupunktur von Punkten entlang dem Lenkergefäß an der Wirbelsäule eine besonders schwierige Aufgabe. Es war bekannt, dass ein Einstechen über der Wirbelsäule mit einer unsauberen Nadel eine Infektion hervorrufen konnte, die zu einer dauernden Lähmung führen konnte. Aus diesem Grund entwickelte der berühmte Arzt Hua Tuo die Punkte *hua tuo jiaji* als Ersatz für Punkte auf dem Lenkergefäß. Hua Tuo war bekannt als der erste Arzt, der in einigen heiklen Gebieten akupunktierte, die bis dahin für Akupunktur kontraindiziert waren, aber wenn es um die Punktion im Lenkergefäß ging, war er sehr konservativ.

Zum Glück können wir aufgrund der Entwicklung der Wissenschaft heute eine sichere Sterilisierung der Nadeln gewährleisten. Deshalb sind Punkte auf dem Lenkergefäß heute zur Akupunktur freigegeben, die große Bedeutung der *hua tuo jiaji* Punkte wird dagegen oft übersehen. Diese Punkte sind ausgezeichnet geeignet, um chronische Probleme zu behandeln, zur Behandlung von inneren Organen in der entsprechenden Region und zur Behandlung von myofaszialen Schmerzen im Nacken, Rücken und an den Gliedmaßen. Darüber hinaus haben sie dieselben therapeutischen Fähigkeiten wie die unmittelbar benachbart liegenden Punkte auf dem Lenkergefäß oder dem Blasenmeridian. Sie sind sehr geeignet, um viele unterschiedliche Krankheiten zu behandeln.

Im *Ling Shu* werden zwölf Vorsichtsmaßregeln für die Akupunktur betont:

1. Benutze nicht zu viele Nadeln.

Die Verfeinerungen der Nadelherstellung und Stichtechniken in den letzten 1800 Jahren ermöglichten es, mehr und mehr Nadeln bei einer Behandlung zu erlauben. So werden heute für die Behandlung komplexer Situationen oder für die Behandlung von mehreren nebeneinander bestehenden Krankheiten mehr Nadeln als früher verwendet. In alten Akupunkturvorschriften wurden eine bis vier Nadeln benutzt. Nach heutiger Ansicht sollte man nicht mehr als acht Nadeln auf einmal verwenden.

Aber auch wenn man heute viel feinere Nadeln zur Verfügung hat und deshalb mehr Nadeln in derselben Sitzung verwenden kann, bleibt die alte Regel aus dem *Ling Shu* bestehen. Zu viele Nadeln in einer Behandlung bilden eine unnötige Belastung für das *qi* des Patienten und können die Wirkung der Behandlung deutlich verschlechtern.

Der Gebrauch allzu vieler Nadeln zeigt auch, dass der Therapeut kein richtiges Vertrauen in seine Therapie hat. Wenn man die richtige Diagnose gestellt hat, eine gute Punktauswahl trifft und die richtige Technik gekonnt ausführt, benötigt man viel weniger Nadeln zur Behandlung.

Die Vorsicht bezüglich der Anzahl der benutzten Nadeln trifft auch zu auf die Anzahl von Nadeln, die auf dem selben Meridian verwendet werden. Eine Nadel in einem Meridian beeinflusst den gesamten Meridian. Zu viele Nadeln in demselben Meridian können zu dem Ergebnis führen, dass die eine Nadel die andere in ihrer Wirkung blockiert. Dies trifft insbesondere dann zu, wenn man in den peripheren Meridianbereichen mehrere Nadeln nebeneinander auf demselben Meridian platziert, also bei Punkten distal von Ellenbogen und Knie. Als allgemeine Richtlinie sollte man nicht mehr als vier Nadeln in denselben Meridian zur selben Zeit einstechen.

Es gibt einige alte Rezepte, in denen die Anwendung benachbarter Punkte in peripheren Meridianbereichen explizit angegeben wird.

Eine davon ist die Kombination von Pk 5 *jianshi* zusammen mit Pk 6 *neiguan* zur Behandlung von Tachykardie. Um hier zu vermeiden, dass die eine Nadel den Effekt der anderen vermindert, muss man eine Technik anwenden, bei der die zweite Nadel die Wirkung der ersten verstärkt. Eine Möglichkeit um dies zu erreichen ist eine besondere klassische Stichtechnik *bang ci*, die im Kapitel 7 über die verschiedenen Techniken näher erläutert wird.

2. Warte eine Weile mit der Behandlung,
   nachdem der Patient angekommen ist.

Diese Verzögerung erlaubt dem Patienten sich zu beruhigen. Dann wird auch die Diagnose klarer zu stellen sein, zum Beispiel bei der Beurteilung der Pulse. Auch fühlt sich der Patient behaglicher zu Beginn der Behandlung. Je wohler der Patient sich während der Behandlung fühlt, desto besser wird die Behandlung wirken.

Eine moderne Entwicklung dieses Gesichtspunktes der Bequemlichkeit des Patienten ist darin zu sehen, dass im Westen die Patienten während der Akupunktur meistens liegen. Die Patienten sind im Liegen am ehesten entspannt und weniger nervös. In China sind die Patienten daran gewöhnt, in sitzender Position akupunktiert zu werden, dadurch kann man gleichzeitig Nadeln am Rücken und an der Vorderseite des Körpers stechen. Westliche Patienten sind im Allgemeinen oft nervös vor der Behandlung, deshalb ist es ratsam, sie liegen zu lassen, ganz besonders dann, wenn sie zum ersten Mal akupunktiert werden.

3. Die Akupunktur soll aufgeschoben werden, wenn der Patient
   weniger als zwei Stunden vorher Geschlechtsverkehr hatte.

Sexuelle Aktivität kurze Zeit vor einer Akupunkturbehandlung kann die Energie der Niere schwächen und die Essenz der Niere aufzehren. Aus dem selben Grund sollen Patienten auch zwei Stunden nach der Akupunktur keine sexuelle Aktivität ausüben.

4. Eine Behandlung von berauschten oder betrunkenen Patienten sollte verschoben werden.

Berauschte oder betrunkene Patienten können durch eine Akupunktur in einen Schockzustand geraten. Dies kann auch passieren, wenn sie kurz nach der Behandlung sich zum Beispiel betrinken. Wenn man die Behandlung eines betrunkenen Patienten für unerlässlich hält, soll man dabei sehr vorsichtig sein und die Behandlung sollte so leicht wie möglich sein.

Ein Beispiel hierfür ist die Behandlung eines Patienten, der drei Tage nicht hatte schlafen können, weil er Kokain, Benzedrin und Alkohol zusammen konsumiert hatte. Er war dermaßen agitiert, dass er nicht zum Schlafen kommen konnte. Er konnte keinerlei Bequemlichkeit finden, ob er nun stand, saß, lag oder sich bewegte. Darüber hinaus hatte er vorher bereits Akupunktur bekommen und war beunruhigt. Aber er war so verzweifelt über seinen Zustand, dass er in eine Behandlung mit einer Nadel einwilligte, die sofort herausgezogen werden sollte, wenn er sie unerträglich fände. Der Patient wurde aufgefordert zu sitzen und eine Nadel wurde in den Punkt *shenmen* am Ohr inseriert. Sobald die Nadel lag, bemerkte der Patient mit Erstaunen, dass innere Ruhe sich wie eine Welle in seinem Körper auszubreiten begann. Die Nadel blieb zehn Minuten liegen und wurde dann gezogen. Anschließend legte der Patient sich hin und konnte mehrere Stunden gut schlafen.

5. Die Behandlung sollte bei übermäßig erschöpften Patienten verschoben werden.

Dies gilt auch für Patienten, die einen sehr müden Eindruck machen. Auch wenn die Patienten ansonsten in einem guten Gesundheitszustand sind, kann schwere Ermüdung als eine Art von Schwäche angesehen werden und solche Patienten sollten eine halbe Stunde vor der Behandlung ruhen.

Diese Vorsichtsmaßregel gilt auch für Patienten, die unmittelbar nach einer starken körperlichen Anstrengung zur Behandlung kommen. Zusätzlich sollten Patienten auch unmittelbar nach der Therapie nicht schwer arbeiten oder sich einer starken körperlichen Anstrengung unterziehen. Körperliche Belastung kurz vor oder nach Akupunkturbehandlung kann die Nieren schwächen.

6. Aufschieben der Behandlung bei Patienten, die fasten oder hungrig sind.

Fastende oder sich unwohl fühlende hungrige Patienten sollten vor und nach der Therapie etwas Leichtes zu essen bekommen. Wenn ein Patient nichts gegessen hat und dann eine Behandlung bekommt, kann er eine ganze Reihe von Symptomen bekommen, angefangen von Schwindel und Übelkeit bis zu schweren Schweißausbrüchen und Schockzuständen.

7. Die Behandlung von Patienten, die zuviel gegessen haben, sollte verschoben werden.

Die Verschiebung der Behandlung bei Patienten, die zuviel gegessen haben, kann bis zu einer halben Stunde betragen. Wenn der Patient nicht von selbst darüber Auskunft gibt, kann ein übermäßig voller oder gespannter Puls einen Hinweis darauf geben.

8. Aufschub der Behandlung von sehr durstigen Patienten.

Hier sollte heißer Tee oder heißes Wasser vor und nach der Therapie angeboten werden.

9. Vorsicht bei sehr nervösen oder außergewöhnlich ängstlichen Patienten.

Diese Regel betrifft auch Patienten mit einer Nadelphobie. Patienten, die sehr stark erregt sind, können durch die Behandlung einen Schock erleiden.

10. **Vorsichtig sollte auch bei Patienten vorgegangen werden, die eine starke emotionale Reaktion zeigen.**

Man sollte bei Patienten, die sehr ärgerlich oder sehr traurig sind oder die eine andere sehr starke Gefühlsreaktion zeigen, die Behandlung etwas verzögern, damit sie sich beruhigen können. Dadurch kann verhindert werden, dass ein Patient durch die Behandlung einen Schock erleidet.

11. **Patienten, die aus großer Entfernung zu Fuß gekommen sind, sollten vor der Behandlung eine Ruhepause haben.**

12. **Auch Patienten, die eine große Entfernung in einem Verkehrsmittel zurückgelegt haben, sollten vor der Behandlung ruhen.**

Reisen kann zu einer tief reichenden Ermüdung führen und die Auswirkungen sind vergleichbar mit denen nach Übermüdung oder körperlicher Überanstrengung.

Im *Ling Shu* sind noch weitere bemerkenswerte Vorsichtsregeln aufgeführt. Sehr empfindliche Patienten müssen mit besonderer Sorgfalt behandelt werden. Damit sind auch ältere Menschen, schwangere Frauen, menstruierende Frauen, Kleinkinder, Patienten mit Herzkrankheiten und Diabetiker gemeint. Bei diesen Patienten ist es ratsam, keine Punkte zu verwenden, die zu einer starken Nadelreaktion führen. Wenn man schwache Patienten mit Schmerzen behandelt, soll man sie vor der Behandlung eine Weile ruhen lassen und nur wenige Nadeln zur Behandlung benutzen.

Bei einigen wichtigen Punkten, wie z. B. Pk 6 *neiguan*, kann man dann in einen Konflikt kommen. *Neiguan* allein ist sehr hilfreich zur Behandlung von Übelkeit, Erbrechen, Schluckauf, Reisekrankheit, Schwangerschaftserbrechen und Verdauungsproblemen. Ebenso wichtig ist seine Anwendung bei Herzerkrankungen. Bei manchen Patienten ist dieser Punkt aber auch sehr schmerzhaft. Eine weniger unangenehme Alternative kann hier die durchgestochene Nadel von 3E 5 *waiguan* bis *neiguan* sein.

Herzkranke Patienten können als Reaktion auf eine zu starke Nadelstimulation einen Herzanfall erleiden. Wenn durch eine Diabetes eine Schädigung der Nieren entstanden ist, kann das *qi* leicht entwurzelt werden. Eine zu starke Behandlung kann dann die Nieren schädigen. Um die Nieren zu schützen, benötigen Diabetiker deshalb größere Intervalle zwischen den Behandlungen als andere Patienten. Die Akupunktur sollte bei Diabetikern auch milder sein und man sollte in einer Behandlung nur wenige Nadeln verwenden.

Man sollte den Patienten auch anraten, vor und nach der Akupunkturbehandlung nicht schwimmen zu gehen und keine kalte Dusche oder kalten Bäder zu nehmen. Ein solches Verhalten begünstigt die Entstehung von Gelenkentzündungen. Es ist jedoch ohne weiteres erlaubt, eine heiße Dusche oder ein warmes Bad zu nehmen.

Notfallsituationen sind sehr gefährlich, oft geht es in diesen Momenten um Leben oder Tod. Die Akupunkturpunkte müssen schnell ausgewählt werden und ohne Rücksicht auf Vorsichtsmaßnahmen muss die Behandlung sofort begonnen werden. In Notfallsituationen benutzt man weniger Nadeln als bei normalen Behandlungen, stimuliert nur mild und lässt die Nadeln auch nur kurze Zeit liegen.

Man kann sagen, dass die wichtigste Regel bei der Akupunktur ist, Schaden beim Patienten zu vermeiden. Der Therapeut muss beim Einführen der Nadeln direkt und sicher handeln, damit die Behandlung wirksam wird. Dr. Tseng betont die Bedeutung, die das Erreichen einer Balance hier erfordert, mit dem folgenden Ratschlag: „Wenn man Akupunkturnadeln setzt, muss man unerschrocken und weise zugleich sein."

TEIL 2

PUNKTAUSWAHL

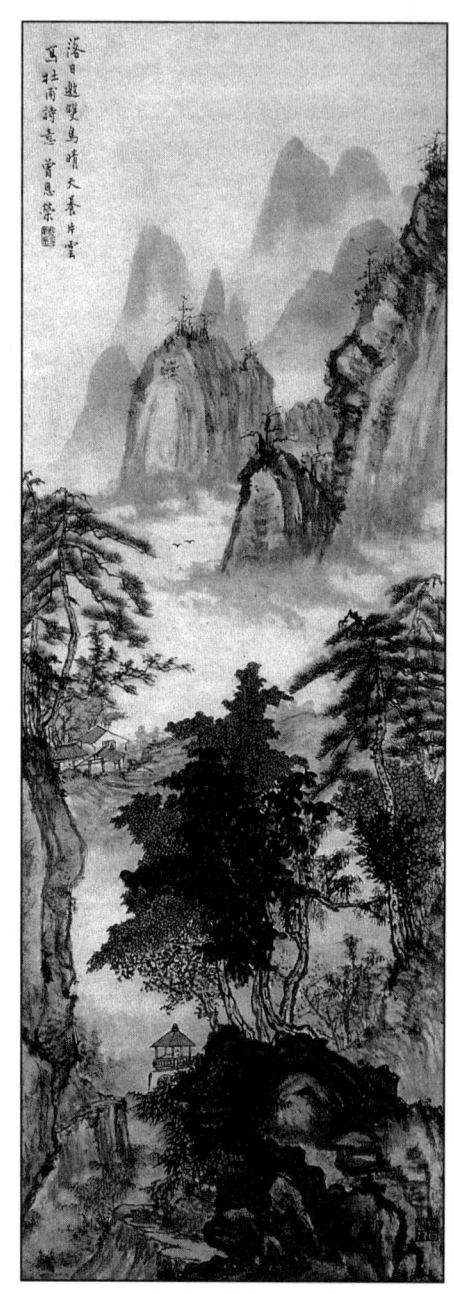

*„Traditionelle Chinesische Medizin
ist sehr einfach zu verstehen,
aber schwierig auszuüben.“*

Dr. John H. F. Shen

Überlieferte Methoden der Punktauswahl für unterschiedliche Probleme

Auswahl der Punkte nach ihrem therapeutischen Wert

Bei der Betrachtung klassischer Punktverschreibungen fällt als bemerkenswerteste Eigenschaft auf, dass sie nur wenige Punkte enthalten. Die Nadeln, die während der Zeit des Neolithikum in China benutzt wurden, waren aus Stein und sehr grob. Deshalb konnten immer nur ein oder zwei Punkte gleichzeitig behandelt werden. Daher mussten die Therapeuten herausfinden, welche Punkte die besten waren. Aus einer Anzahl von Punkten, die zur Behandlung eines Problems geeignet erschienen, mussten die machtvollsten mit dem größten therapeutischen Wert herausgesucht werden. Auch in unseren modernen Zeiten bedeutet der traditionelle Ansatz, dass es besser ist, weniger Nadeln zu benutzen. Aus der langen Geschichte der Traditionellen Chinesischen Medizin kennen wir viele wirkungsvolle Rezepte, bei denen nur zwei, drei oder vier Punkte behandelt werden.

Die Wirkungsstärke eines Punktes wird durch die Lokalisation bestimmt

Nach dem *Nei Jing* liegen die wichtigsten Punkte in den Bereichen zwischen Ellenbogen bzw. Knien und zu den Enden der Extremitäten, am Hals, um die Lippen herum und auf der Zunge oder um die Zunge herum. Die Theorie besagt, dass diese Punkte enger mit dem Gehirn verbunden sind und größere Bereiche des Gehirns beeinflussen als andere Punkte. Das führt dazu, dass es für die Punkte in diesen Gebieten mehr und sehr verschiedenartige Indikationen gibt.

Der Punkt Di 4 *hegu* ist dafür ein gutes Beispiel. Hier ist eine Auswahl von Indikationen für diesen Punkt: verminderte Schweißproduktion, vermehrtes allgemeines Schwitzen, Verstopfung, Durchfälle, Kopfschmerzen, Zahnschmerzen, Fieber, Grippe, Amenorrhoe. Wichtige Gruppen von Punkten distal von Ellenbogen und Knien sind die fünf *shu*-Transportpunkte, die *yuan*-Quellpunkte, die *luo*-Passagepunkte, die *xi*-Grenzpunkte und die unteren *he*-Meer-Punkte.

Unterschiedlicher Gebrauch der proximalen und distalen Punkte

Bei akuten Erkrankungen ist es besser, Punkte zu wählen, die näher zum Ende der Extremität gelegen sind. Schmerzhafte Punkte wie die *jing*-Brunnen-Punkte sind bei Problemen indiziert wie akute Halsschmerzen oder Schlaganfall vom *shi*-Fülle-Typ. Bei chronischen Problemen werden Punkte ausgewählt, die weniger schmerzhaft und mehr in Richtung Ellenbogen oder Knie liegen.

Punkte an Händen und Füßen

In der folgenden Liste sind Punkte aufgeführt in der Reihenfolge von größerer therapeutischer Kraft zu geringerer therapeutischer Kraft:

Daumen	Großzehe	größere Kraft
Zeigefinger	zweite Zehe	
Mittelfinger	dritte Zehe	
Ringfinger	vierte Zehe	
kleiner Finger	kleine Zehe	geringere Kraft

Punkte auf dem Daumen oder der Großzehe oder in deren Nähe besitzen theoretisch ein breites Therapiespektrum. Die vier anderen Finger und Zehen sind alle zusammen nicht so machtvoll wie Punkte am Daumen oder an der Großzehe. Der Punkt Di 4 *hegu* steuert das *qi*. Er wird als beruhigender Punkt benutzt, bei Energiemangel, Halsschmerzen, Gesichtslähmung; er klärt das Verdauungssystem, er beseitigt Rötungen, Schwellungen und Schmerzen am Auge. Di 4 *hegu* reguliert das *qi* im Gegensatz zu Le 3 *taichong*, der das Blut reguliert. Le 3 *taichong* wird bei Problemen der Leber angewendet, er behandelt Angstzustände, Schlaflosigkeit, hohen Blutdruck und hohes Fieber. Er klärt den unteren Dreifachen Erwärmer und behandelt Nässe-Hitze. *Hegu* und *taichong* zusammen nennt man „Die vier Himmelstore" und diese Punktekombination ist bekannt für ihre vorbeugende und heilende Wirkung. Die vier Himmelstore stellen eine Einfahrt in das Innere des Körpers dar. Nach dem *Ling Shu* entspringen die zwölf *yuan*-Quellpunkte aus den vier Himmelstoren. So können diese ihrerseits bei allen Problemen mit den inneren Organen hilfreich sein.

Punkte am Kopf und im Gesicht

Im *Nei Jing* wird ausgeführt, dass die 361 Standardpunkte sich auf den Kopf und das Gesicht zu bewegen und mit dem ganzen Körper in Verbindung stehen. Einige wichtige Punkte in diesem Gebiet sind Ma 4 *dicang*, Di 20 *yingxiang*, LG 26 *renzhong* und KG 24 *chengjiang*. Der Punkt LG 26 *renzhong* ist ein Kreuzungspunkt von Lenkergefäß, Dickdarmmeridian und Magenmeridian. Er wird gerne bei allen Problemen behandelt, die mit *yang* zusammenhängen. Es handelt sich um einen wichtigen Wiederbelebungspunkt und neuere Untersuchungen beweisen, dass die Stimulierung von LG 26 *renzhong* die Sauerstoffversorgung des Gehirns vermehrt. KG 24 *chengjiang* besitzt eine Verbindung mit dem Lenkergefäß, dem Dickdarmmeridian und dem Magenmeridian. Dieser Punkt stellt ein Gleichgewicht zwischen *yin* und *yang* her. LG 26 *renzhong* kann man bei Problemen in Zusammenhang mit yang verwenden, KG 24 *chengjiang* bei Problemen mit *yin*.

Beide Punkte kann man zusammen behandeln, wenn es sich um ein Problem handelt, das sowohl *yin* als auch *yang* betrifft; aber hier kann man auch nur KG 24 *chengjiang* verwenden, denn dieser Punkt verbindet Konzeptionsgefäß und Lenkergefäß und kann deshalb allein schon ausreichend wirksam sein. Ein Beispiel hierfür ist die Verwendung von KG 24 *chengjiang* bei der Behandlung des steifen Halses. Chronische Erkrankungen haben eine Beziehung zu *yin*, der Nackenbereich gehört mehr zu *yang*.

Die Zunge ist die Sinnesöffnung des Herzens, dieses wiederum ist der „König" aller Organe. Wichtige Punkte sind hier die zwei Punkte unter der Zunge *jinjin* und *yuye*, außerdem *juquan* in der Mitte des Zungenrückens. Man behandelt an den Punkten *jinjin* und *yuye* bei Sprachproblemen, bei Erkrankungen des Verdauungsapparates und des Magens, bei Asthma und Husten. Sie sind auch sehr wirksam bei Hitzeerkrankungen oder bei hohem Fieber, wenn die Flüssigkeitsvorräte des Körpers fast aufgebraucht sind wie zum Beispiel bei Sonnenstich oder Apoplexie. *Juquan* ist indiziert bei Problemen mit dem Magen und mit der Verdauung, bei Darmerkrankungen, bei Verlust des Tastgefühls, bei Steifheit der Zunge und bei Diabetes. Eine moderne Anwendung von Juquan liegt in Wiederherstellung des Geschmacksvermögens der Zunge und bei Verlust der sensorischen und motorischen Fähigkeiten der Zunge, wenn zahnärztliche Tätigkeiten zu Nervenverletzungen geführt haben.

LG 16 *fengfu*, LG 15 *yamen*, Gb 20 *fengchi* und LG 14 *dazhui* sind nur einige der wichtigen Punkte in der hinteren Halsregion. LG 15 *yamen* verbindet das Lenkergefäß mit dem *yangwei*-Meridian und ist indiziert bei Sprachverlust, Bewusstseinsverlust, Schwindel und komatösen Zuständen. Es ist ein sehr heikler Punkt und wenn man hier die Nadel zu tief einführt, kann ein Verlust der Stimme eintreten oder sogar der Tod. LG 14 *dazhui* liegt an der Verbindung zwischen Hals und Rumpf. Es ist ein berühmter Punkt für die Behandlung von Fieber und Zuständen, die durch große Hitze gekennzeichnet sind. Man behandelt damit Angst und kann die Lunge harmonisieren. LG 15 *fengfu* ist auch ein sehr gefährlicher Punkt und man verwendet ihn bei Problemen, die in enger Verbindung mit der Leber stehen, wie zum Beispiel hoher Blutdruck oder der Verlust der Stimme nach einem Schlaganfall. LG 16 *fengfu* wird auch als Fernpunkt benutzt bei Schwierigkeiten zu gehen oder bei anderen motorischen Problemen der Beine. Alle Punkte im Nackenbereich haben die Eigenschaft, zu hohen Blutdruck senken zu können.

Punkte am Bauch und in der Lendengegend

Einige wichtige Punkte in der Lendengegend und am Bauch sind LG 4 *mingmen*, Bl 23 *shenshu*, KG 12 *zhongwan*, Ma 25 *tianshu* und KG 4 *guanyuan*.

Di 4 *mingmen* kann das *yuan qi* wieder auffüllen, stärkt die Lebensessenz *jing* und kräftigt das *yang*. Es ist ein berühmter Tonisierungspunkt. Man moxibustiert hier, um die allgemeine Energie zu verbessern, und das kann man bei schwachen Patienten jeden Tag machen. Bei Frauen behandelt man diesen Punkt bei unregelmäßiger Menstruation und weißem Ausfluss und bei Männern kann man hier Impotenz behandeln. Weil *mingmen* eine enge Verbindung mit der Niere hat, die die Knie kontrolliert, kann man ihn benutzen zur Behandlung von schwachen Knien. Mehrere Punkte auf dem Lenkergefäß wie LG 16 *fengfu*, LG 14 *dazhui* und LG 1 *mingmen* sind sehr wirkungsvoll bei Erkrankungen der Extremitäten. Zur Behandlung von Schwächezuständen des *yang* und *yin* der Nieren inseriert man die Nadeln auf beiden Seiten horizontal von Bl 23 *shenshu* bis zu *mingmen*.

KG 12 *zhongwan* ist der Kreuzungspunkt des Dickdarmmeridians, des Dreifachen Erwärmers und des Magenmeridians. Er ist der *mu*-Alarmpunkt des Magens und ein einflussreicher Punkt für alle *yang*-Organe. Er ist indiziert bei allen Problemen des Dreifachen Erwärmers und allen Problemen mit den *yang*-Organen. Er kräftigt die Milz, indem er Nässe vertreibt, er behandelt schlaffe Lähmungen und man benutzt ihn bei allen Verdauungsproblemen. Eine moderne Punktekombination, die für eine breite Palette von Verdauungserkrankungen angezeigt ist, umfasst die Punkte KG 12, Ma 25 *tianshu* und KG 6 *qihai*. Eine überlieferte Vorschrift benutzt ausschließlich KG 12 *zhongwan* und ist nachgewiesenermaßen ebenso wirkungsvoll.

Ma 25 *tianshu* ist der *mu*-Alarmpunkt des Dickdarmmeridians. Dieser Punkt ist ein Tonisierungspunkt, der zur Verbesserung der Abwehrkraft benutzt wird, zur Behandlung von Menstruationsschmerzen und bei unregelmäßiger Menstruationsblutung. Ma 25 *tianshu* wird sehr häufig bei Kindern angewendet, denn die meisten Probleme bei Kindern haben ihren Ursprung im Verdauungssystem. Wenn ein Patient bestimmte Speisen nicht verträgt, ist *tianshu* die erste Wahl. Mit der Kombination aus Ma 25 *tianshu*, KG 6 *qihai* und KG 9 *shuifen* kann man sehr gut Ödeme und Wasserretention behandeln. Durchfälle unklarer Ursachen hören auf, wenn man mit Moxibustion die Punkte KG 12 *zhongwan*, KG 6 *qihai*, Ma 25 *tianshu* und Ma 36 *zusanli* behandelt.

KG 4 *guanyuan* wird auch als die Mitte oder die Wurzel der Energie des Körpers bezeichnet. Dieser Punkt ist der Kreuzungspunkt aller drei *yin*-Meridiane des Fußes mit dem *chong*-Meridian und daher ist er ein wichtiger Punkt zur Behandlung von sexuellen Problemen sowohl bei Männern als auch bei Frauen. Er ist auch ein wirksamer Punkt zur Wiederbelebung nach Schlaganfällen mit schlaffen Lähmungen. Er belebt das *yang*, kräftigt das *yuan qi* und hilft dem Patienten, sich von einem Kollaps zu erholen.

KG 4 *guanyuan* ist Bestandteil einer alten Rezeptvorschrift, die man *yin-yang*-Therapie nennt. Moxibustion auf die Punkte LG 14 *dazhui* und KG 4 *guanyuan* kräftigt das *yin* und das *yang* des ganzen Körpers. Heute benutzt man diese Vorschrift zur Behandlung von Krebspatienten. Man hat herausgefunden, dass allein mit Hilfe von Moxibustion auf diese zwei Punkte die Blutwerte von Patienten nach Chemotherapie sich innerhalb von einem bis drei Tagen zu erholen beginnen, während es normalerweise sieben bis zehn Tage dauert.

Punkte an den Extremitäten oder in deren Nähe

Die Regionen am Oberkörper, am Oberarm oder an den Oberschenkeln weisen nicht so viele wichtige Punkte auf. Punkte in diesen Gebieten sind besser geeignet zur Behandlung von lokalen Problemen und sie beeinflussen den ganzen Körper nicht so stark wie die bisher aufgeführten Punkte. Bedeutsame Punkte an Schulter und Hüfte sind Di 15 *jianyu*, Dü 12 *bingfeng*, Dü 11 *tianzong*, 3E 13 *naohui*, Di 14 *binao*, Gb 30 *huantiao*, Gb 28 *weidao* und MP 13 *fushe*.

Zwei von diesen sind besonders wirkungsvoll und haben eine Reihe von Indikationen. Di 15 *jianyu* ist ein Kreuzungspunkt mit dem *yangqiao*-Meridian und reguliert den Fluss von *qi* und Blut, klärt *yangming*-Hitze und zerstreut pathogenen Wind. Er ist ein wichtiger lokaler Punkt für die Schulter und den Oberarm und kann außerdem zur Behandlung von Krämpfen an Armen und Händen benutzt werden. Gb 30 *huantiao* ist sehr wichtig zur Behandlung von Rückenschmerzen, Ischiasbeschwerden und bei Rückenschmerzen, die ins Bein hinabziehen. Dieser Punkt verbindet den Rumpf mit den unteren Extremitäten und man behandelt ihn bei allen Arten von Problemen an den Beinen. Er ist auch sehr wichtig bei Patienten, die aufgrund eines Schlaganfalles eine Lähmung haben. Außerdem kräftigt Gb 30 *huantiao* die Nieren.

Andere Methoden zur Bestimmung der Wirkungsstärke eines Punktes

Manche Akupunkturpunkte erzeugen eine stärkere Nadelreaktion als andere und werden aus diesem Grund für wirkungsvoller gehalten. Hierzu gehören alle *xi*-Grenzpunkte. Weitere Beispiele hierfür sind die Punkte Pk 6 *neiguan*, Di 10 *shousanli*, Ma 36 *zusanli* und Ma 37 *shangjuxu*.

Einige Punkte wurden früher verboten, weil sie in der Nähe von lebenswichtigen Organen lagen. Wegen dieser Nachbarschaft wurden sie aber auch für sehr kraftvoll gehalten. LG 24 *shenting* ist in einer bedeutenden Schrift aus dem 3. Jahrhundert vor Christus erwähnt, dem Buch *Zhen Jiu Jia Ying,* und dort wird ein Verbot der Akupunktur an diesem Punkt ausgesprochen. Weil in diesen frühen Zeiten die Akupunkturnadeln sehr grob waren, konnte man damit die Koronarnaht am Punkt LG 24 *shenting* penetrieren und das konnte zum plötzlichen Tod durch Verletzung des Gehirns führen. Du 24 *shenting* wird heute als der beste Punkt zur Behandlung von Erbrechen aufgrund starker Nervenanspannung bei hysterischer Grundstruktur angesehen. Es ist ein guter Punkt zur Behandlung von Erkrankungen des Geistes und von Schlaflosigkeit, die durch Angst verursacht wird.

Bl 43 *gaohuangshu* ist einer der besten Tonisierungspunkte. Auf der linken Seite liegt er sehr nahe beim Herzen und eine Nadel, die hier falsch eingeführt wird, kann den Patienten töten. Der Arzt Hua Tuo war der erste, der sich traute, diesen Punkt zu akupunktieren. Vor seiner Zeit wurde an diesem Punkt nur moxibustiert.

Erfahrungspunkte

Erfahrungspunkte sind Punkte, die sich in der Praxis bei bestimmten Problemen besonders nützlich erwiesen haben, ohne dass dies durch eine theoretische Überlegung begründet werden könnte. Die folgenden Beispiele für Erfahrungspunkte zeigen Punkte, deren allgemein bekannte Bedeutung vor allem auf ihre Meridianeigenschaften zurückzuführen sind. Außerdem wurden diese Punkte als Beispiele gewählt, weil sie alle etwas Einzigartiges gemeinsam haben: Sie helfen Krankheiten zu verhüten und kräftigen den Körper, indem sie die Wurzel schützen. Das bedeutet auch, dass diese Punkte den Alterungsprozess verlangsamen und so dazu beitragen, dass man im Alter eine bessere Lebensqualität und Vitalität besitzt. Das kann mit Hilfe der Akupunktur erreicht werden oder, sofern die Diagnose es erlaubt, besonders erfolgreich mit Moxibustion.

Ma 36 *zusanli* verstärkt den Strom von *qi* und Blut in den Meridianen und Verbindungsgefäßen, harmonisiert *qi* und Blut und kräftigt Milz und Magen. Der Punkt wird benutzt zur Behandlung von Bauchschmerzen, Appetitlosigkeit, schlechter Verdauungsfunktion, Übelkeit,

Erbrechen und Durchfall. Er ist sehr wirksam bei nächtlicher Harninkontinenz, trockenen Stühlen, Schmerzen beim Wasserlassen, spärlicher Urinproduktion, bei weißem Ausfluss, Hautallergien, bei Schwellungen oder bei Kraftlosigkeit der Beine sowie bei arthritischen Schmerzen. Wenn man an diesem Punkt moxibustiert oder akupunktiert, kann man Kurzatmigkeit sehr gut behandeln. Man kann Erkrankungen der oberflächlichen Schicht sehr gut bessern und er ist ein wichtiger Punkt zur notfallmäßigen Behandlung von Herzanfällen und Schlaganfall. Außer zur Behandlung des Schlaganfalls dient dieser Punkt zur Verhütung eines Schlaganfalles und man kann auch den hohen Blutdruck damit behandeln. Ma 36 *zusanli* ist der einzige Punkt, an dem man durch Moxibustion den ganzen Körper kräftigen kann.

MP 6 *sanyinjiao* kräftigt die Funktion von Magen und Milz und harmonisiert von *qi* und Blut. Man kann alle Probleme des Verdauungsapparates damit behandeln. Man behandelt eine breite Palette von urogenitalen Problemen sowohl bei Männern als auch bei Frauen damit, zum Beispiel unregelmäßige Menstruation, schmerzhafte Menstruation, Amenorrhoe, uterine Blutungen, weißen Ausfluss, Impotenz und unabsichtlichen Samenabgang. Man kann den Menstruationszyklus damit regulieren und das *yang* der Niere kräftigen, das in enger Beziehung zur Sexualfunktion des Mannes steht. MP 6 *sanyinjiao* ist ein hervorragender Punkt, um Bauchschmerzen, Schlaflosigkeit und hohen Blutdruck zu behandeln.

Bl 12 *fengmen* vertreibt Wind und Kälte und reguliert und fördert die Zirkulation des *qi* in der Lunge. Außer zur Behandlung von Erkältungen, Grippe, Tuberkulose, Husten, Asthma und Entzündungen des Pharynx kann man den Punkt auch bei Schmerzen im Nackenbereich und im oberen Rücken sowie bei einem Schlaganfall behandeln. Moxibustion auf den Punkten Bl 12 *fengmen* und Ma 36 *zusanli* ist eine bewährte Behandlung zur Vorbeugung vor dem Angriff äußerer pathogener Faktoren.

KG 4 *guanyuan* schützt die Nieren, festigt die Wurzel des *qi* und kräftigt das *yuan qi*. Dieser Punkt hat eine große Bedeutung zur

Kräftigung sowohl des *yuan qi* als auch der Nieren. Weil dieser Punkt so eng mit dem *yuan qi* in Verbindung steht, wird er als das Zentrum oder die Wurzel der Energie des Körpers angesehen, denn das gesamte *qi* des Dreifachen Erwärmers entspringt aus dem Punkt KG 4 *guanyuan*. Man behandelt hiermit eine Anzahl von urogenitalen Erkrankungen: Zu geringe oder zu hohe Urinfrequenz, nächtliche Inkontinenz, unabsichtlichen Samenabgang, Impotenz, unregelmäßige Menstruation, schmerzhafte Menstruation, Uterusprolaps, Menorrhagie, verlängerte Menstruationszyklen und Juckreiz der äußeren Genitalorgane. Mit KG 4 *guanyuan* kann man einen Vorfall des Enddarmes behandeln, der häufig durch Überlastung beim Stuhlgang entsteht. Er ist auch sehr hilfreich bei Schwellungen und Spannungen im Bauch. Der Punkt eignet sich ausgezeichnet zur Behandlung von nervösen Störungen und bei Hypertonie.

Di 11 *quchi* erleichtert Erkrankungen der oberflächlichen Körperschicht, vertreibt Wind und harmonisiert *qi* und Blut. Er wird ausgewählt bei Schwellungen und Schmerzen im Rachen, bei Hautallergien und Nesselfieber, Schmerzen des Ellenbogens, Kraftlosigkeit in den Armen und bei Halbseitenlähmung. Außerdem eignet sich Di 11 *quchi* für die Behandlung von Schlaflosigkeit und hohem Blutdruck, hilft das Sehvermögen zu verbessern, verhütet den Verlust der Zähne bei älteren Menschen, vermindert den Appetit und kann zu einem Gewichtsverlust beitragen. Der Punkt ist besonders bewährt bei hohem Fieber und allen möglichen menstruellen Problemen.

Bl 23 *shenshu* fördert und kräftigt das *yin* der Nieren. Aufgrund der engen Beziehung zwischen Niere, Mark und Gehirn unterstützt Bl 23 *shenshu* die Denkfähigkeit, das Gedächtnis und die Konzentrationsfähigkeit. Außerdem unterstützt dieser Punkt die Liquorproduktion. Man kann damit Dysmenorrhoe behandeln, unregelmäßige Menstruation, weißen Ausfluss, Impotenz, unabsichtlichen Samenabgang und sowohl zu geringe als auch zu häufige Urinfrequenz. Erkrankungen der Wirbelsäule und des unteren Rückens können mit Bl 23 *shenshu* behandelt werden und auch Diabetes. Die Niere ist bekannt als die Wurzel des Lebens und Bl 23 *shenshu* ist einer der wirksamsten Punkte bei allgemeiner Schwäche und niedriger Energie. Man behandelt ihn bei allen schwachen, kraftlosen und müden Patienten.

Punktauswahl nach Meridianzugehörigkeit

Einerseits benutzt man hier die speziellen Indikationen der verschiedenen Meridiane und andererseits gemeinsame Merkmale unterschiedlicher Meridiane.

Gemeinsame Indikationen verschiedener Meridiane

Die drei *yang*-Meridiane der Hand eignen sich gut zur Behandlung von Fieber jeglicher Art. Die drei *yin*-Meridiane der Hand benutzt man bei allen Problemen im Thorax wie Husten oder Schmerzen. Die drei *yin*-Meridiane des Fußes eignen sich zur Behandlung von Problemen beim Wasserlassen, bei Menstruationsproblemen und bei Erkrankungen, die mit der Sexualfunktion zusammenhängen. Die drei *yin*-Meridiane des Fußes sowie den Peridikardmeridian und den Herzmeridian benutzt man zur Behandlung von Geisteserkrankungen sowohl manischen als auch depressiven Charakters, bei emotionalen Problemen und bei Epilepsie, die nach klassischer Lehre als ein geistig-seelisches Problem angesehen wird. Die drei *yang*-Meridiane von Hand und Fuß sind auch indiziert bei Problemen im Bereich des Kopfes.

Regionen des Körpers, die von Meridianen beeinflusst werden

Manche Meridiane sind zuständig für bestimmte Körperregionen. Der Mund und die Zähne werden am besten mit Punkten auf den *yangming*-Meridianen von Hand und Fuß behandelt. Die *shaoyang*-Meridiane eignen sich gut für Probleme des Hypochondrium und an den Seiten des Körpers. Der Fuß-*jueyin*-Meridian ist zuständig für Probleme der äußeren Genitalien. Der Hand-*taiyang*-Meridian behandelt Erkrankungen der Schulter. Der ganze Rücken und vor allem der untere Rücken werden gut mit dem Fuß-*taiyang*-Meridian behandelt.

Das Konzeptionsgefäß eignet sich bei Mangelzuständen und allgemeinem Zusammenbruch, wie zum Beispiel beim Schlaganfall vom Mangel-*xu*-Typ. Das Lenkergefäß ist indiziert bei Notfällen wie Schlaganfall, Ohnmacht, komatösen Zuständen oder Anfällen.

Spezielle Indikationen von Meridianen

Jeder einzelne Meridian hat spezielle Indikationen, wobei die Gemeinsamkeit darin liegt, dass jeder Meridian für das zugeordnete Organ zuständig ist. In der folgenden Liste sind die speziellen Meridianeigenschaften aufgelistet.

Die drei *yin*-Meridiane der Hand

Lunge	Lunge, Rachen und Brustkorb
Perikard	Herz, Magen, geistig-seelische und emotionale Probleme, Brustkorb
Herz	Herz, geistig-seelische Probleme, Brustkorb

Die drei *yang*-Meridiane der Hand

Dickdarm	Stirn und Gesicht, Nase, Zähne, Augen, Rachen, Fieber
Dreifacher Erwärmer	Seiten des Kopfes, Ohren, Augen, Rachen, Hypochondrium, Fieber
Dünndarm	Hinterkopf, Schultern, Ohren, Augen, Rachen, geistig-seelische und emotionale Probleme, Fieber

Die drei *yin*-Meridiane des Fußes

Milz	alle Verdauungsprobleme, Menstruationsprobleme, weißer Ausfluss, Harnwegssystem
Niere	Niere, Rachen, Lunge, menstruelle Probleme, weißer Ausfluss, Harnwegssystem
Leber	Leber, Genitalien, Menstruation, Ausfluss, Harnwegssystem

Die drei *yang*-Meridiane des Fußes

Magen	Gesicht und Stirn, Mund, Zähne, Rachen, Fieber, geistig-seelische Probleme, Magen, Darmprobleme
Gallenblase	Seiten des Kopfes, Ohren, Augen, Hypochondrium, geistig-seelische Probleme, Fieber
Blase	Hinterkopf, gesamter Rücken, Augen, geistig-seelische Probleme, Fieber; die Rücken-*shu*-Punkte behandeln die inneren Organe

Häufig benutzte Punkte

Nützliche Punkte für Diagnose und Behandlung

Einige Akupunkturpunkte können sowohl für die Diagnose als auch zur Behandlung genutzt werden. Dazu gehören die Rücken-*shu*-Punkte, die vorne gelegenen *mu*-Alarmpunkte, die *he*-Meerpunkte und die *yuan*-Quellpunkte. Indem man diese Punkte palpiert, kann man aus der Reaktion des Patienten Informationen über die zugehörigen Organe bekommen. Zwei Beispiele hierfür aus den *mu*-Alarmpunkten sind KG 12 *zhongwan* bei Magenschmerzen und Problemen im Verdauungssystem sowie Lu 1 *zhongfu* bei Asthma und Husten. Die Rücken-*shu*-Punkte der Niere sind gut geeignet zur Kräftigung der Nieren und bei Nierenschmerzen. Ein ausgezeichneter Punkt sowohl zur Diagnose als auch Behandlung der Leber ist der *yuan*-Quellpunkt Le 3 *taichong*.

Punkte, die in gegenseitiger Beziehung miteinander stehen

Zur Behandlung werden sowohl Punkte ausgewählt, die in einer *biaoli* Beziehung, also einer Außen-Innen-Beziehung miteinander stehen als auch Punkte mit einem Bezug zu dem betroffenen Meridian oder Organ. Magenprobleme durch *xu*-Mangelerkrankung der Milz können mit dem Punkt MP 9 *yinlingquan* behandelt werden. Ein anderes Beispiel für den Gebrauch von Punkten, die in einer Außen-Innen-Beziehung stehen, ist die Behandlung von Lu 6 *kongzui* bei blutenden Hämorrhoiden.

Lu 6 *kongzui* ist aus zwei Gründen besonders geeignet zur Behandlung von blutenden Hämorrhoiden: Zum einen liegt er auf dem Lungenmeridian, der eine enge Außen-Innen-Beziehung zum Dickdarm hat, wo es blutet; zum anderen sind *xi*-Grenzpunkte erfahrungsgemäß besonders gut zur Behandlung von Blutungen geeignet.

Akupunkturpunkte mit einer besonderen Beziehung zum betroffenen Organ und Meridian werden auch sehr häufig benutzt. Schmerzen seitlich vom Nabel mit einem Bezug zum Dünndarm können sehr gut behandelt werden mit Akupunktur am Punkt Ma 39 *xiajuxu*, dem unteren *he*-Meerpunkt des Dünndarms. Ein anderes Beispiel ist die Akupunktur am Punkt Ma 37 bei Colitis oder Appendizitis. Auch dies ist sehr wirkungsvoll.

Mutter-Sohn-Beziehung

Die fünf *shu*-Punkte werden sowohl als Fernpunkte ausgewählt wie auch als Punkte im Rahmen der Mutter-Sohn-Regel. Mit den Richtlinien der Behandlung nach der Mutter-Sohn-Regel sind die meisten Akupunkteure vertraut: Tonisierung (*bu*) des Mutterpunktes bei *xu*-Mangelerkrankungen und Sedierung (*xie*) des Sohnpunktes bei *shi*-Fülleerkrankungen.

Es gibt noch mehr Möglichkeiten, mit der Mutter-Sohn-Regel zu arbeiten, als in diesem einfachen Beispiel gezeigt wird: Man kann mehr als nur die Mutter- und Sohnpunkte aus den fünf *shu*-Punkten unterhalb von Ellenbogen und Knie benutzen. Ein Beispiel dafür ist Lu 1 *zhongfu*, der mit seiner Mutter, dem Milzmeridian, kreuzt. Lu 1 *zhongfu* wird als einer der besten Punkte zur Behandlung von Asthma auf dem Lungenmeridian betrachtet.

Auswahl von Punkten nach der Lage

Lokale Punkte, benachbarte Punkte und Fernpunkte werden wegen ihrer Lage ausgewählt. Im Allgemeinen benutzt man die lokalen Punkte in erster Linie zur Behandlung von lokalen Problemen. Hier kann ein örtlich begrenztes Problem in der Nähe eines sehr stark wirksamen Akupunkturpunktes entstehen.

Benachbarte Punkte sind Akupunkturpunkte in relativer Nähe zum betroffenen Organ oder Meridian. Ma 26 *tianshu* wird häufig bei Erkrankungen des Magens oder der Verdauungsorgane behandelt. KG 17 *shanzhong* ist einer von vier benachbarten Punkten, die bei zu geringer Milchproduktion akupunktiert werden; er ist auch der wirkungsstärkste Punkt mit dieser Indikation in der Region.

Fernpunkte werden für sehr stark angesehen und haben die stärkste Wirkung auf Kopf und Gesicht und auch auf innere Organe. LG 20 *baihui* ist einer der besten Punkte zur Therapie des Enddarmvorfalles und ein wichtiger Punkt beim Prolaps jedes anderen Organs. Dieser Punkt kräftigt das *qi*, ist gut geeignet zur Behandlung von komatösen Zuständen und wichtig für alle geistig-seelischen Erkrankungen, auch bei Epilepsie. Pk 6 *neiguan* ist bekannt zur Behandlung des Schluckaufs, bei Übelkeit, Reisekrankheit, und er ist unverzichtbar bei der Behandlung von Erkrankungen des Herzens. 3E 4 *waiguan* ist ein Fernpunkt für Erkrankungen der Schulter und des oberen Rückens, außerdem dient er als benachbarter Punkt bei Arthritis der Fingergelenke und bei Streckhemmung der Fingergelenke. Eine typische Punktverschreibung besteht aus lokalen Punkten, benachbarten und Fernpunkten, die aus einer Gruppe von besonders geeigneten Punkten ausgewählt werden, wie in Kapitel 1 beschrieben worden ist.

Die folgenden Punktkombinationen sind Beispiele für die Kombination von benachbarten Punkten mit Fernpunkten zur Behandlung von Erkrankungen in bestimmten Körperregionen und Organen.

Stirn

Extrapunkt *yintang,*
Gb 14 *yangbai,*
Di 4 *hegu,*
Ma 45 *lidui*

Temporalregion

Extrapunkt *taiyang*
3E 3 Hand-*zhongzhu*
Gb 41 Fuß-*linqi*

Hinterkopf

Gb 20 *fengchi*

Gb 12 Kopf-*wangu*

Dü 3 *houxi*

Bl 60 *kunlun*

Scheitel

LG 20 *baihui*

Le 3 *taichong*

Auge

Bl 1 *jingming*

Ma 1 *chengqi*

Gb 20 *fengchi*

Di 11 *quchi*

3E 3 Hand-*zhongzhu*

Le 3 *taichong*

Nase

Extrapunkt *yintang*

Di 20 *yingxiang*

Di 4 *hegu*

Zähne, Mund

Ma 4 *dicang*

Ma 6 *jiache*

Ma 7 *xiaguan*

Di 4 *hegu*

Ohr

3E 17 *yifeng*

Dü 19 *tinggong*

Gb 2 *tinghui*

3E 3 Hand-*zhongzhu*

3E 5 *waiguan*

Di 4 *hegu*

Rachen

Dü 17 *tianrong*
Di 4 *hegu*
Lu 6 *kongzui*
Ni 6 *zhaohai*

Arm

Di 15 *jianyu*
Di 11 *quchi*
Di 4 *hegu*
hua tuo jiaji-Punkte von LG 14 *dazhui* bis LG 9 *zhiyang*

Bein

Gb 30 *huantiao*
Gb 31 *fengshi*
Bl 40 *weizhong*
Gb 34 *yanglingquan*
Gb 39 *xuanzhong*
hua tuo jiaji-Punkte von LG 4 *mingmen* bis LG 2 *yaoyangguan*

Genitalien

KG 4 *guanyuan*
KG 3 *zhongji*
Extrapunkt Abdomen *zigong*
Pk 6 *neiguan*
MP 6 *sanyinjiao*

Enddarm

Bl 54 *zhibian*
LG 1 *changqiang*
Bl 57 *chengshan*
Bl 60 *kunlun*

Lunge

Bl 13 *feishu*
KG 22 *tiantu*
KG 17 *shanzhong*
Lu 5 *chize*
Lu 7 *lieque*

Herz

Bl 14 *jueyinshu*
Bl 15 *xinshu*
KG 17 *shanzhong*
Pk 4 *ximen*
Pk 5 *jianshi*
Pk 6 *neiguan*
H 7 *shenmen*

Magen

Bl 21 *weishu*
KG 12 *zhongwan*
Pk 6 *neiguan*
Ma 36 *zusanli*

Leber

Bl 18 *ganshu*
Le 3 *taichong*

Verdauungsapparat

Bl 25 *dachangshu*
Bl 27 *xiaochangshu*
Ma 25 *tianshu*
KG 4 *guanyuan*
Ma 36 *zusanli*
Ma 37 *shangjuxu*
Ma 39 *xiajuxu*

Niere

Bl 23 *shenshu*

Bl 52 *zhishi*

N 3 *taixi*

Blase

Bl 32 *ciliao*

KG 3 *zhongji*

Pk 6 *neiguan*

Es soll hier nicht dazu geraten werden, bei den umfangreicheren Kombinationen alle Punkte auf einmal zu akupunktieren, sondern man sollte die Punkte auswählen, die am besten zu der Diagnose passen. Bei allen diesen Punktvorschriften sollte man nur jeweils einen oder zwei Fernpunkte kombinieren.

Perikard 6 *neiguan* – der Joker

Solange man sich erinnern kann, haben Akupunkteure ihre Behandlungsrezepte mit bestimmten Punkten ergänzt, um die therapeutische Wirkung insgesamt zu verstärken. In früheren Zeiten war dies meistens ein Punkt auf dem Gallenblasenmeridian, denn über den Gallenblasenmeridian wird das gereinigte *yang qi* (*qing yang qi*) der inneren Organe zum Kopf transportiert. Das gereinigte *yang qi* dient verschiedenen Aufgaben, deren Gemeinsamkeit in ihrer Lokalisation in den *yang*-Regionen des Körpers liegt mit der Richtung aufwärts und nach außen. Das *qing yang qi* kräftigt die vier Gliedmaßen, beteiligt sich an der Bildung des Abwehr-*qi wei qi* und verbessert die physiologischen Funktionen der fünf Sinnesorgane Auge, Ohren, Nase, Lippen und Zunge.

Aufgrund dieser besonderen Verbindung zwischen dem Gallenblasenmeridian, dem *qing yang qi* und allen anderen Organen, spiegelt sich eine Blockade in irgendeinem der zwölf regulären Meridiane im Gallenblasenmeridian. Umgekehrt kann man auch sehen, dass dann, wenn der Fluss im Gallenblasenmeridian offen ist, der Fluss von *qi* und Blut in den anderen Meridianen auch normal sein wird.

Im frühen und mittleren zwanzigsten Jahrhundert passierte es, dass ein bekannter Akupunkteur in Schanghai außergewöhnlich gute Ergebnisse erzielte, wenn er Probleme der inneren Organe oder

Probleme auf der Seite des Körpers behandelte. Niemand konnte sehen, warum er so erfolgreich war. Die Leute, die seine Arbeit beobachteten, konnten nichts Ungewöhnliches oder Spezielles bei seinen Behandlungen entdecken. Er benutzte keine ungewöhnlichen Akupunkturpunkte oder irgendwelche anderen Nadeltechniken. Erst nach seinem Tod fand man in seinen klinischen Notizen eine Antwort auf die Frage nach seinem Geheimnis. Er addierte Gb 40 *qiuxu* zu seinen Punktverschreibungen mit dem Ziel, so das therapeutische Ergebnis zu verbessern. Um die Wirkung von Gb 40 *qiuxu* noch zu verbessern, wurde die Nadel an der anderen Seite des Fußes eingestochen im Bereich von N 2 *rangu* und durch den Fuß durchgestochen.

Pk 6 *neiguan* ist ein weiterer Punkt, von dem man herausgefunden hat, dass er bei den verschiedensten Störungen der Disharmonie einen zentralen Einfluss ausüben kann. *Yang Ju Zhou* hat am Ende des sechzehnten Jahrhunderts ausführlich untersucht, wie Pk 6 *neiguan* bis zu diesem Zeitpunkt benutzt wurde. Er fand heraus, dass dieser Punkt einerseits die Wirksamkeit einer Behandlung verstärken kann, andererseits auch einen synergistischen Einfluss auf andere Akupunkturpunkte besitzt. In diesem Sinne betrachtet ist Pk 6 *neiguan* so etwas wie der Joker in einem Kartenspiel.

Wenn man für eine Behandlung eine Punktvorschrift anwendet, kann man oft mit der zusätzlichen Akupunktur von Pk 6 *neiguan* das Resultat verbessern. Entspricht also das Behandlungsergebnis nicht den Erwartungen, die man darin gesetzt hat, ist die Ergänzung der Therapie mit Pk 6 *neiguan* eine Art Versicherung, um so den heilenden Effekt der Behandlung in allen Bereichen zu verstärken. In manchen Fällen ist die Behandlung mit Pk 6 *neiguan* allein schon ausreichend.

Mit Pk 6 *neiguan* allein behandelt man Kontrakturen und Schmerzen in Ellenbogen und Arm, Schmerzen oder motorische Probleme der Finger und alle Arten von Fieber. Ausschließlich mit Pk 6 *neiguan* kann man das schwerwiegende Symptom Herzschmerzen behandeln und auch bei Palpitationen ist der Punkt sehr effektiv. Über alle anderen Anwendungsbereiche hinaus funktioniert Pk 6 *neiguan* in erster Linie als ein Beschützer des Herzens. Immer wenn man eine Behandlungsvorschrift für eine Disharmonie erstellt, die das Herz betrifft, tut man gut daran, Pk 6 *neiguan* mit in Erwägung zu ziehen. In früheren Zeiten wurden Perikard und Herz nicht einmal als zwei verschiedene Dinge angesehen, so eng ist ihre Verbindung.

Geistig-seelische Störungen haben auch eine Verbindung mit dem Herzen, denn entsprechend der grundlegenden Theorie der TCM hat das Herz eine enge Verbindung mit dem Gehirn. Ein geistig-seelisches Problem ist immer ein Hinweis darauf, dass eine Störung des Herzens vorliegt.

In der Chinesischen Medizin bedeutet eine geistig-seelische Störung, dass ein unpassender geistiger Zustand vorliegt. Das kann sich auf vergleichsweise leichte Störungen beziehen wie Schlaflosigkeit oder allgemeine Nervosität, aber auch auf schwere Erkrankungen wie Manien, Depressionen oder Epilepsie. Man benutzt dann die Diagnostik des Herzfunktionskreises, um die Situation des Gehirns zu ergründen, und wichtige Punkte wie Pk 6 *neiguan* werden benutzt zur Behandlung dieser geistig-seelischen Erkrankung und sogar bei Hirntraumata.

Pk 6 *neiguan* ist der Einschaltpunkt des *yinwei*-Meridians. *Yinwei* bedeutet „die Aufrechterhaltung des *yin*", und man benutzt diesen Meridian hauptsächlich zur Behandlung von Herzschmerzen und anderen Störungen des Herzens. Blut ist eine Substanz mit *yin*-Charakter. Aufgrund der klinischen und praktischen Erfahrung hat man die Bedeutung des *yinwei* für die Aufrechterhaltung des *yin* erweitert auf die Regulierung der Menstruation. Konsequenterweise ist Pk 6 *neiguan* deshalb auch ein wichtiger Punkt, der in Erwägung gezogen werden sollte, wenn man eine Punktvorschrift zur Behandlung von Menstruationsstörungen aufstellt.

Pk 6 *neiguan* ist der *luo*-Passagepunkt zum Meridian des Dreifachen Erwärmers, und er erleichtert generell die Bewegung des *qi* in allen drei Kompartimenten (*sanjiao*) des Körpers:

1. Im oberen Erwärmer wird der Transport von *qi* und Blut mittels Herz und Lunge gestärkt;

2. Im mittleren Erwärmer wird die Verdauung gekräftigt;

3. Im unteren Erwärmer werden der Wassermetabolismus, die Speicherung und Ausscheidung des Urins und die Funktion des Darms verbessert.

Nach dem *Nei Jing* gilt die Regel: „Wo Mangel herrscht (d. i. Mangel an *qi*) ist der Ort, an dem sich Pathogene anreichern können". Das bedeutet, dass jede Stelle des Körpers, an der weniger *qi* als normal fließt, verletzbar ist und eine Stelle, an der Krankheiten entstehen können, ganz unabhängig von der Ursache, die für diesen Mangel an *qi* verantwortlich ist. Diese Eigenschaft des Punktes Pk 6 *neiguan*, die Zirkulation des *qi* zu verbessern und eine große Menge von *qi* für den ganzen Körper (den gesamten *sanjiao*) bereitzustellen, macht ihn zu einem allgemein wichtigen Punkt zur Behandlung von Krankheiten und zur Verbesserung der Gesundheit. Darüber hinaus vermindert Pk 6 *neiguan* Stressbelastung und Angst aufgrund der engen Beziehung des Punktes mit dem Herzen, dem Gehirn und dem geistig-seelischen Zustand. Darum ist die Ergänzung der meisten Behandlungspläne mit Pk 6 *neiguan* eine Möglichkeit, die Erholung des Patienten zu beschleunigen.

Achtundfünfzig Rezepte auf der Grundlage von Pk 6 *neiguan*

Die im Folgenden aufgeführten Rezepte mit *neiguan* wurden aus den klinischen Aufzeichnungen von Dr. Tseng entnommen. Bei ihrer Anwendung sollten bestimmte Richtlinien eingehalten werden. Wenn die Erkrankung schwerwiegend ist, sollte man die Punkte beidseitig akupunktieren. Bei akuten Erkrankungen wird eine starke Stimulation empfohlen. Patienten mit chronischen Erkrankungen sind im allgemeinen nicht so kräftig wie Patienten mit akuten Erkrankungen. Je schwächer ein Patient in seiner Gesamtkonstitution ist, desto milder sollte die Behandlung sein.

1. **Tachykardie:** Ausschließliche Behandlung mit Pk 6 *neiguan*. Die Pulsfrequenz sollte sich innerhalb von 20 – 30 Minuten nach der Behandlung verlangsamen. Pk 5 *jianshi* kann für eine Verbesserung des Effektes auch noch akupunktiert werden. Alle Punkte werden mit neutraler Technik akupunktiert.

2. **Unregelmäßiger Herzschlag,** also manchmal schnelle und dann wieder langsame Herzfrequenz: Pk 6 *neiguan* und KG 17 *shanzhong*. Man kann zusätzlich H 7 *shenmen* akupunktieren um den Effekt zu verstärken.

3. **Fehlende Herzschläge:** Pk 6 *neiguan* und Bl 15 *xinshu*. Diese Kombination wendet man auch bei Palpitationen, Ruhelosigkeit und Angst an sowie bei der Kombination von Tachykardie und leichten Herzschmerzen.

4. **Angina:** Pk 6 *neiguan* und H 6 *yinxi*, der *xi*-Grenzpunkt des Herzens.

5. **Angina:** Die Akupunkturnadel am Punkt Pk 6 *neiguan* wird bis auf die andere Seite des Armes durchgestochen (*tou ci*) und die Spitze der Nadel berührt die Haut unterhalb des Gebietes, in dem der Punkt 3E 5 *waiguan* liegt. Wenn dabei starke Schmerzen auftreten, akupunktiert man zusätzlich MP 4 *gongsun*.

6. **Herzschmerzen,** die zusammen mit einer blassen Gesichtsfarbe auftreten, was auf Mangel an Blut-*xue* hinweist: Pk 6 *neiguan*, Bl 15 *xinshu*, Bl 17 *geshu* und Ma 36 *zusanli* zusammen kräftigen die Funktion der Milz und verbessern damit die Blutbildung.

7. **Chronische Herzkrankheit,** mit schwachen und langsamen Herzschlägen: Pk 6 *neiguan*, Pk 4 *ximen* und Pk 15 *xinshu*. Bei chronischer Herzkrankheit sollte man häufig, möglichst täglich behandeln. Die Stimulation durch die Behandlung sollte aber sehr leicht sein.

8. **Rheumatische Herzkrankheit:** Pk 6 *neiguan*, Bl 15 *xinshu* und H 7 *shenmen*.

9. **Hypertonus:** Pk 6 *neiguan* in Verbindung mit Ma 9 *renying* können den Blutdruck in kurzer Zeit senken. Man muss aber sehr acht geben, um bei der Punktion von Ma 9 *renying* nicht in die Arterie zu stechen.

10. **Hypertonus:** Pk 6 *neiguan* und Le 3 *taichong*.

11. **Niedriger Blutdruck:** Pk 6 *neiguan* und Le 3 *taichong*. Niedriger Blutdruck ist ein Hinweis darauf, dass es sich um einen schwachen Patienten handelt.

12. **Niedriger Blutdruck,** verbunden mit plötzlich auftretender Müdigkeit: Pk 6 *neiguan*, LG 25 *suliao* und Le 3 *taichong*.

13. **Schädelhirntrauma:** Pk 6 *neiguan* mit H 7 *shenmen* und Gb 20 *fengchi*.

14. **Schizophrenie:** Pk 6 *neiguan*, LG 15 *yamen* und Gb 20 *fengchi*.

15. **Hysterie:** Schleim verwandelt sich in Hitze, die den Geist verstört: Pk 6 *neiguan* und Le 2 *xinglian*.

16. **Hysterischer Anfall,** der in Bewusstlosigkeit einmündet: Pk 6 *neiguan*, Di 4 *hegu*, MP 6 *sanyinjiao* und Le 2 *xingjian*. Hier ist Di 4 *hegu* der Meisterpunkt für den Kopf. Er steht in Verbindung mit dem Magenmeridian und dem Lenkergefäß und klärt den Geist.

17. **Geistig-seelische Störung,** manischen oder depressiven Charakters: Pk 6 *neiguan*, LG 14 *dazhui*, LG 15 *yamen* und LG 26 *renzhong*. Die Behandlung des manischen Typs muss kräftiger sein als die des depressiven Typs.

18. **Epilepsie:** Pk 6 *neiguan* und LG 15 *yamen*. Man kann zusätzlich noch Gb 20 *fengchi* und LG 14 *dazhui* behandeln.

19. **Epilepsie oder Hysterie** aufgrund von Hitze, die durch stagnierenden Schleim entstanden ist: Pk 6 *neiguan* und Le 2 *xingjian*.

20. **Schwindel, Benommenheit**: Pk 6 *neiguan*, Gb 20 *fengchi*, LG 20 *baihui* und Le 3 *taichong*.

21. **Schlaflosigkeit**: Pk 6 *neiguan*, Ma 36 *zusanli* und MP 6 *sanyinjiao*.

22. **Schlaflosigkeit**: Pk 6 *neiguan* und N 3 *taixi*. N 3 *taixi* ist ein sehr guter Punkt zur Unterstützung des Herzens. Man kann noch weitere Punkte zusätzlich geben, um die Wirksamkeit der Behandlung zu verstärken wie den Extrapunkt *yintang*, am Ohr *shenmen* und H 7 *shenmen*.

23. **Neurasthenie**: Pk 6 *neiguan* und N 7 *fuliu*. Der Punkt N 7 *fuliu* ist ein guter Punkt zur Behandlung von Herzschwäche. Er kräftigt den Puls. Die Bedeutung von *fuliu* ist „Rückkehr des Flusses".

24. **Asthmatisches Bronchialatmen**: Pk 6 *neiguan*, Ma 40 *fenglong* und Le 2 *xingjian*.

25. **Husten** mit sehr viel Auswurf, und der Patient ist dabei sehr schwach: Pk 6 *neiguan*, KG 22 *tiantu* und Ma 36 *zusanli*. Ma 36 *zusanli* ist hilfreich, um den Patienten vom Auswurf zu befreien und ihn auch kräftiger zu machen.

26. **Husten, Asthma**: Pk 6 *neiguan* und Bl 13 *feishu*.

27. **Asthma**: Pk 6 *neiguan* und der Extrapunkt *dingchuan*. Man kann diese zwei Punkte zu jeder Punktverschreibung bei Asthma dazu geben und sie werden das Ergebnis wesentlich verbessern.

28. **Keuchhusten**: Pk 6 *neiguan* und die Extrapunkte *sifeng*.

29. **Pneumonie**: Pk 6 *neiguan*, LG 14 *dazhui* und Di 11 *quchi*. Eine Lungenentzündung ist häufig die Komplikation einer banalen Erkältung. LG 14 *dazhui* hebt das *yang* an und kräftigt die Immunitätslage. Di 11 *quchi* ist ein bekannter Punkt zur Behandlung von Hitzeerkrankungen.

30. **Pleuritis (Brustfellentzündung)**: Pk 6 *neiguan* und KG 17 *shanzhong*.

31. **Verlust der Stimme** infolge von Hitze, die von Kälte umgeben ist („Kälte umschließt Hitze"): Pk 6 *neiguan* und Lu 10 *yuji*. Pk 6

neiguan öffnet den Rachen, Lu 10 *yuji* ist ein guter Punkt, um die Stimme zu kräftigen und bei Verlust der Stimme.

32. **Verlust der Stimme** durch äußere Wind-Kälte: Pk 6 *neiguan*, Gb 20 *fengchi*, Di 4 *hegu* und Lu 10 *yuji*.

33. **Verlust der Stimme** durch Flüssigkeitsmangel verursacht, der aufgrund von Leere-*xu* des *yin* entstanden ist: Pk 6 *neiguan*, Lu 7 *lieque*, Lu 10 *yuji* und N 6 *zhaohai*. Jeder einzelne Punkt aus dieser Vorschrift wirkt sehr gut bei Erkrankungen des Rachens.

34. **Erbrechen:** Pk 6 *neiguan*, KG 22 *tiantu* und Ma 36 *zusanli*.

35. **Erbrechen:** Pk 6 *neiguan* und KG 13 *shangwan*.

36. **Übelkeit oder Erbrechen:** Pk 6 *neiguan* allein.

37. **Schluckauf:** Pk 6 *neiguan* und Bl 17 *geshu*.

38. **Schluckauf:** Pk 6 *neiguan* allein. Wenn der Schluckauf sehr lange dauert, kann man zusätzlich KG 22 *tiantu* und KG 12 *zhongwan* behandeln.

39. **Cholezystitis und Cholelithiasis** (Gallenblasenentzündung und Steine in der Gallenblase): Pk 6 *neiguan*, Bl 19 *danshu* und KG 12 *zhongwan*. In neuerer Zeit benutzen viele Akupunkteure hier anstatt BL 19 *danshu* den Extrapunkt *dannang*.

40. **Schmerzen unbekannter Ursache** im Bereich des Herzens, des Thorax oder der Rippen: Pk 6 *neiguan* und Pk 4 *ximen*.

41. **Schmerzen im Hypochondrium:** Pk 6 *neiguan* und Gb 34 *yanglingquan*.

42. **Postoperative Schmerzen nach Thoraxchirurgie:** Pk 6 *neiguan* allein.

43. **Schmerzen oder Spannungsgefühle** im Thorax, im Magen oder der Region des Magens: Pk 6 *neiguan* und KG 12 *zhongwan*.

44. **Schmerzen im Magen** aufgrund von Kälte und Stockung des *qi*: Pk 6 *neiguan* und Ma 36 *zusanli* sowie zusätzlich Moxibustion auf KG 12 *zhongwan*.

45. **Schmerzen im Magen und Aufstoßen** aufgrund von Schwäche der Milz: Pk 6 *neiguan*, Ma 34 *liangqiu* und MP 4 *gongsun*. Wenn die Schmerzen nur leicht sind, soll man MP 4 *gongsun* nicht benutzen.

46. **Schmerzen im Oberbauch:** Pk 6 *neiguan* allein.

47. **Bauchschmerzen** durch Ärger, Unglücklichsein oder andere starke Emotionen: Pk 6 *neiguan*, MP 6 *sanyinjiao* und Le 3 *taichong*. Bei allen Arten von Schmerzen, die durch starke emotionale Erregung verursacht worden sind, kann man Pk 6 *neiguan* allein als vorbeugende Behandlung anwenden.

48. **Schmerzen vor dem Essen:** Pk 6 *neiguan* und MP 6 *sanyinjiao*.

49. **Schmerzen nach dem Essen,** nicht aufgrund von übermäßigem Essen: Pk 6 *neiguan* und Ma 36 *zusanli*.

50. **Magenkrämpfe:** Pk 6 *neiguan* und MP 4 *gongsun*. Diese Kombination kann man auch benutzen, um Schmerzen nach einem allzu reichhaltigen Mahl zu behandeln.

51. **Weißer Ausfluss:** Pk 6 *neiguan* und KG 6 *qihai*. Diese zwei Punkte lösen die Absonderung von Nässe, behandeln aber nicht ausreichend die Ursache der Erkrankung, deshalb muss man entsprechend der Diagnose andere Punkte zusätzlich geben.

52. **Krämpfe bei der Menstruation:** Pk 6 *neiguan* und MP 6 *sanyinjiao*. Wenn Kälte die Schmerzen begleitet, kann man auch noch am Punkt KG 4 *guanyuan* moxibustieren.

53. **Unfruchtbarkeit:** Pk 6 *neiguan*, KG 4 *guanyuan* und N 7 *fuliu*. Man kann auch KG 6 *qihai* dazu behandeln, auch abwechselnd mit KG 4 *guanyuan*, um das *qi* des Patienten zu kräftigen.

54. **Anämie:** Pk 6 *neiguan*, LG 14 *dazhui*, Bl 18 *ganshu* und MP 6 *sanyinjiao*. MP 6 *sanyinjiao* ist ein wichtiger Punkt bei allen Erkrankungen oder Disharmoniemustern, die etwas mit dem Blut zu tun haben.

55. Hitzschlag: Pk 6 *neiguan* und PK 9 *zhongchong*. Meistens wird am Punkt Pk 9 *zhongchong* bei Hitzschlag oder Sonnenstich Blut abgelassen. In den meisten Fällen hat dann das Blut, das aus dem Akupunkturpunkt quillt, anfangs eine sehr dunkle Farbe, dann sollte man solange etwas Blut herausquetschen, bis die Farbe normal wird.

56. Wiederbelebung nach Ertrinken: Pk 6 *neiguan*, KG 1 *huiyin*, LG 25 *suliao* und N 1 *yongquan*. Der Punkt N 1 *yongquan* verbindet das Konzeptionsgefäß mit dem Lenkergefäß. Am Punkt KG 1 *huiyin* muss man bei dieser Situation sehr tief, bis zu 3 cun tief, einstechen.

57. Koma oder Schock: Pk 6 *neiguan*, KG 26 *renzhong* und Ma 36 *zusanli*. Wenn das Koma tief oder der Schock sehr schwer ist, dann ist der Puls schwach und sehr tiefliegend.

58. Elektrischer Schock: Pk 6 *neiguan*, LG 26 *renzhong* und Pk 9 *zhongchong*. Ursprünglich war dies ein Rezept zur Behandlung von Patienten, die von einem Blitz getroffen worden waren.

Alle diese Rezepte mit Pk 6 *neiguan* sind sehr wirkungsvoll und benötigen doch nur wenige Punkte. Daher erlauben sie die Behandlung noch anderer Punkte in derselben Sitzung, um auch auf andere Bedürfnisse des Patienten einzugehen.

Richtlinien für die Zusammenstellung von Akupunkturrezepten

Die Behandlung mit Akupunktur ist insofern vergleichbar mit der Behandlung mit chinesischen Kräutern, als dass die Akupunkturpunkte ebenso wie die Kräuter je nach dem vorliegenden Problem zusammengestellt werden. Es handelt sich in keiner Weise um einen mechanischen Prozess, wenn man eine Behandlungsvorschrift zusammenstellen möchte, die eine Heilung bewirken oder die Leiden eines kranken Patienten lindern soll. Viele Faktoren tragen zu dem Krankheitsbild bei, und die Formulierung eines wirksamen Rezeptes kann nur aus dem Verständnis resultieren, das aus der Erfahrung kommt, und zwar der eigenen als auch der Erfahrung, die andere Akupunkteure gesammelt haben.

Es gibt zwei unterschiedliche Methoden, wie man zu einer Punktverschreibung für eine Behandlung kommen kann. Die eine Methode benutzt Punktkombinationen, die sich in der langen Geschichte der Akupunktur bewährt haben. Die historische chinesische Kultur ist bis heute ein lebendiger Bestandteil der modernen Kultur in China geblieben, ganz anders als es mit den alten Kulturen zum Beispiel in Ägypten oder im Nahen Osten passierte. Es ist einzigartig in der Welt, dass die Akupunktur ein kontinuierlicher Bestandteil einer mehr als sechstausend Jahre alten Kultur ist. Die überlieferten Erfahrungen von mehr als dreitausend Jahren medizinischer Praxis haben ein großes Repertoire an Punktkombinationen für viele verschiedene Probleme geliefert.

Die zweite Methode ist die, eine eigene Punktkombination zu bilden. Die Geschicklichkeit in der Zusammenstellung einer Punktvorschrift beruht auf dem Verständnis der Zusammenhänge, wie man eine Verschreibung bildet. In gleicher Weise hängt sie davon ab, ob man ein gründliches Verständnis hat von den spezifischen therapeutischen Wirkungen von etwa einhundert verschiedenen Akupunkturpunkten und von den unterschiedlichen Wirkungen, wenn man diese miteinander kombiniert. Die Geschicklichkeit, eine Punktvorschrift aufzustellen, liefert dann auch die Möglichkeiten, bewährte Rezepte zu ändern. Dies erfolgt in ähnlicher Weise, wie die chinesischen Ärzte, die mehr mit Kräutern arbeiten, bei klassischen Rezepturen einzelne Kräuter zufügen oder weglassen, um so das Rezept individuell je nach dem Bedarf des Patienten zuzuschneiden.

Gleichgültig in welcher Weise eine Akupunkturvorschrift gebildet wird, muss sie drei wesentliche Aspekte der Disharmoniemuster ansprechen: die Ursache, den Ort und die Symptome je nach ihrer Bedeutung.

Sieben verschiedene Arten, wie man ein Akupunkturrezept aufstellen kann

Es gibt sieben verschiedene Wege, auf denen man zu einer Punktekombination gelangen kann. Die Auswahl, welchen Weg man wählt, hängt von der Art des Problems ab, das man behandeln möchte.

Die große Form

Die große Form der Punktverschreibung meint, dass man sehr viele Nadeln bei einer Behandlung, mehr als gewöhnlich, verwendet. Man kann zehn bis vierzehn Nadeln anwenden. Die verwendeten Nadeln sind auch dicker und werden länger als üblich liegen gelassen. In früheren Zeiten, als die Nadeln noch aus Stein hergestellt waren, bestand ein Akupunkturrezept nur aus einer Nadel. Nachdem die Nadeln feiner produziert werden konnten, wurden mehr Nadeln bei einer Behandlung gestochen, erst zwei Nadeln, dann bis zu vier und später bis zu acht Nadeln. In den meisten Situationen benutzt man als eine allgemeine Regel so wenig Nadeln wie irgend möglich. Die große Form der Behandlung wird erst dann gewählt, wenn man mit wenigen Nadeln nicht den Erfolg erzielen kann, den man erreichen möchte. Im Allgemeinen benötigt man die große Form nur bei schwerwiegenden Erkrankungen. Die Wirkung dieser Behandlung ist stark in dem Sinne, dass man eine stärkere therapeutische Kraft oder Wirksamkeit erzielen kann. Der Begriff „stark" sollte nicht so verstanden werden, dass es sich um eine sedierende *xie*-Behandlung handelt. Die große Form wird nicht häufig benutzt und ganz sicher nicht bei Patienten, die zum ersten Mal zu einer Akupunkturbehandlung kommen.

Die große Form wird meistens benutzt bei Kinderlähmung oder bei Fällen von Arthritis mit Schmerzen an vielen verschiedenen Stellen. Bei einer so komplizierten Problematik wie der Kinderlähmung benötigt man die große Form der Behandlung um Resultate zu erzielen. Bei der Behandlung von Kindern werden aber dünnere Nadeln verwendet und die Stärke der Behandlung ist schwächer als bei Erwachsenen.

Viele Hauterkrankungen können besser mit wenigen Nadeln behandelt werden als mit so vielen, wie sie in der großen Form verwendet werden. Di 4 *quchi* ist geeignet zur Behandlung von Hautproblemen in der oberen Körperhälfte und MP 10 *xuehai* in der unteren Körperhälfte. Gb 31 *fengchi* und MP 6 *sanyinjiao* werden beide bei Hauterkrankungen des ganzen Körpers benutzt. Manche schwer zu behandelnden und chronischen Hauterkrankungen reagieren auch nicht gut auf die Behandlung, wenn alle diese Punkte in der großen Form miteinander kombiniert werden. In diesem Fall müssen noch mehr Punkte zusätzlich genommen werden, und zwar besonders solche, die den Körper über das Verdauungssystem reinigen helfen. Zu diesem Zweck sind die Punkte Di 4 *hegu*, MP 9 *yinlingquan* und Ma 36 *zusanli* gut geeignet. Wenn eine schwierige Hauterkrankung auch mit Juckreiz einher geht, kann man über dem Nabel schröpfen. Der Nabel ist eine sehr empfindliche Region, deshalb muss man die Schröpfköpfe alle fünf Minuten abnehmen und dann wieder aufsetzen.

Die große Form wird bei schlimmen Erkrankungen wie zum Beispiel einer starken Blutung angewendet. Wenn es im Bereich des Kopfes blutet, werden Punkte am Unterschenkel und an den Füßen akupunktiert. Damit folgt man der Leitlinie des *Nei Jing*, Punkte unten am Körper zu behandeln bei Erkrankungen, die oben auftreten. Solche Punkte sind die *xi*-Grenzpunkte, die man wählen kann, weil sie sehr wirksam sind bei Blutungen. Außerdem ist eine positive Wirkung dieser Auswahl, dass das *qi* vom Kopf nach unten gezogen wird, wenn man viele Punkte an den Beinen akupunktiert. Da *qi* das Blut bewegt, unterstützt die Akupunktur an den Beinen das Stillen der Blutung, da das *qi* das Blut vom Kopf weg zu den Beinen transportiert.

Die Behandlung von Blutungen ist ein gutes Beispiel um zu zeigen, dass die große Form der Behandlung nicht als ein Synonym für sedierende Behandlung *xie* genommen werden kann. In diesem letzten Beispiel wird das *qi* nur durch die kräftigere Wirkung der großen Form nach unten zu den Beinen gezogen. Es gibt auch sedierende *xie*-Techniken, die das *qi* im Kopf reduzieren können, aber bei einer Blutung werden diese nicht angewendet. Jede sedierende *xie*-Behandlung wird zu einer Verminderung des *zhen qi* führen, das ist das gesamte *qi* des Körpers. Ein Patient mit einer Blutung verliert ohnedies Blut und *yuan qi*, und eine weitere Verminderung des *qi* würde dem Patienten schaden. Außerdem muss man auch darauf achten, die Behandlung bei einer Blutung so leicht wie möglich zu gestalten. Eine zu kräftige Behandlung kann einen kräftigeren Fluss des *qi* verursachen, der wiederum eine Verstärkung der Blutung zur Folge haben könnte.

Die kleine Form

In der kleinen Form der Akupunkturverschreibung werden nur wenige und feinere Nadeln als in der großen Form verwendet und die Behandlung ist leichter. Leicht ist hier nicht zu verstehen als tonisierend *bu*. Die kleine Form wird für ganz unterschiedliche Arten von Erkrankungen verwendet, und man kann sie mit sedierenden *xie* oder tonisierenden *bu*-Techniken je nach der Diagnose kombinieren.

Im Allgemeinen wird diese Form bei akuten Erkrankungen verwendet. Eine akute Erkrankung bedeutet im Chinesischen eine sich schnell bewegende Erkrankung, und normalerweise reagieren akute Erkrankungen schnell auf die Behandlung. Weil akute Probleme sich schneller lösen lassen, ist die kleine Form der Rezeptur als eine leichtere Therapie ausreichend wirksam. Die kleine Form wird auch, unabhängig ob akut oder nicht, für Erkrankungen gewählt, die nicht schlimm sind oder für schwache oder empfindliche Patienten.

Ein Patient soll als Beispiel für die Vielfältigkeit der kleinen Form der Rezeptur dienen. Er hatte eine schlechte Abwehrkraft und bekam sehr häufig und leicht Erkältungen. Hier konnte ein einziger Akupunkturpunkt hilfreich sein, der sowohl die Oberfläche von dem pathogenen Faktor befreien als auch die Widerstandskraft des Patienten kräftigen konnte. Die Anweisung des *Nei Jing* in diesen Fällen lautet, den *yangming*-Meridian zu benutzen, da er einer der wichtigen Meridiane ist, die die Oberfläche von pathogenen Faktoren reinigen können, und diese werden mit banalen Erkältungen assoziiert. Deshalb wurde der Punkt Ma 36 *zusanli* ausgewählt, der auf dem *yangming*-Meridian des Fußes liegt. Zuerst wurde der Punkt sedierend *xie* behandelt, um die Oberfläche zu befreien. Nachdem diese sedierende Technik einige Male angewendet wurde, wurde im letzten Teil der Behandlung tonisierend *bu* akupunktiert, um die Abwehr des Patienten zu kräftigen. Eine leichte Moxibustion auf dem Punkt *zusanli* nach dem Entfernen der Nadel verstärkte noch diesen tonisierenden Effekt. In diesem Fall wurde also eine kleine Form der Rezeptur angewendet, kombiniert mit sedierender *xie* und tonisierender *bu*-Technik, es wurde eine akute Situation behandelt und alles mit nur einer einzigen Nadel.

Die schnelle Form

Die schnelle Form der Rezeptur wird bei Notfällen und sehr dringenden Problemen angewendet. Die Punkte, die hier ausgewählt werden, sollen sofort und unmittelbar Erfolg bringen. Außerdem sollen die Punkte bei der schnellen Form so gelegen sein, dass man sie schnell lokalisieren und sofort erreichen kann im Gegensatz zu anderen, die auch wirksam wären bei dem betreffenden Problem, die aber schlechter zu erreichen sind. Einige Beispiele hierfür sind: Moxibustion auf den Nabel, also den Punkt KG 8 *shenque* bei Durchfall unklarer Ursache, Di 4 *hegu* bei starken Kopfschmerzen, KG 26 *renzhong* bei Ohnmacht, Ma 36 *zusanli* oder N 1 *yongquan* bei Schlaganfall und LG 20 *baihui* bei Anfällen.

Die langsame Form

Bei der langsamen Form werden nur wenige Nadeln gestochen und sie werden auch nicht lange liegen gelassen. Diese Rezeptform wird bei chronischen, aber nicht allzu schwerwiegenden Problemen angewendet. Bei chronischen Erkrankungen findet man immer einen gewissen Mangelzustand und man kann auch keine sehr schnelle Reaktion auf die Behandlung erwarten. Die Frequenz der Behandlungssitzungen soll zu der erwarteten Geschwindigkeit der Erholung passen. Diese ist allmählich oder eben langsam.

Im Allgemeinen wird in China täglich oder jeden zweiten Tag behandelt, diese Frequenz wird dort allgemein bevorzugt. Die langsame Form beginnt dem gegenüber mit einer Frequenz von zweimal pro Woche, nach Beginn einer langsamen Besserung behandelt man nur noch einmal pro Woche und später sogar nur einmal alle zwei Wochen. Leichte chronische Probleme können mit dieser langsamen Form der Rezeptur behandelt werden, wie zum Beispiel chronische Obstipation, Nervosität, Schlaflosigkeit und Gedächtnisstörungen.

Eine sehr häufig vorkommende Art von chronischer Obstipation bei älteren Menschen ist das Ergebnis allgemeiner Trockenheit. Mit dem Alter vermindert sich langsam das *qi* und die entstehende Trockenheit ist eine Folge der allgemein verminderten Funktion des Körpers, die mit dem *qi*-Mangel einhergeht. Aus dem Buch *Zhen Jiu Da Cheng* von *Yang Ji-Zhou* stammt die Rezeptvorschrift, in solchen Fällen von chronischer Obstipation MP 14 *fujie* auf der linken Körperseite zu akupunktieren. Zuerst wird eine tonisierende *bu*-Technik angewendet, um den Patienten zu kräftigen und die Bildung von Feuchtigkeit zu fördern. Dann wird eine leichte sedierende *xie*-Technik angewendet, um die Darmbewegungen anzuregen. MP 14 *fujie* wird deswegen auf der linken Körperseite ausgewählt, weil hier der Punkt direkt über dem absteigenden Kolon liegt.

Die merkwürdige oder einzelne Form

Bei dieser Form der Rezeptur benutzt man nur einen Akupunkturpunkt. Handelt es sich um Schmerzen, die auf beiden Körperseiten auftreten, dann akupunktiert man den Punkt auf beiden Seiten. Auch wenn das Problem sehr schwerwiegend ist, akupunktiert man auf beiden Seiten, um so die Wirkung zu verstärken. Im Folgenden einige typische Akupunkturvorschriften:

Anfälle: KG 17 *shanzhong*. In alten Zeiten benutzte man oft Le 3 *taichong*. In neuerer Zeit hat sich auch KG 15 *jiuwei* bewährt.

Schwindel: Di 4 *hegu*, der heute als Meisterpunkt für den Kopf gilt. In früheren Zeiten war der Punkt LG 20 *baihui* ein Rezept gegen Schwindel.

Schlaflosigkeit nach Ärger oder starker emotionaler Erregung: Le 2 *xingjian*.

Verdauungsstörungen: KG 12 *zhongwan*. In modernen Verschreibungen wird zusätzlich KG 6 *qihai* akupunktiert, um das *qi* zu bewegen und so die Verdauung zu unterstützen, außerdem werden noch Ma 36 *zusanli* und MP 6 *sanyinjiao* gegeben.

Rückenschmerzen im unteren Rücken durch Zerrung bei schwerem Heben und Tragen: Bl 40 *weizhong*. Wenn die Schmerzen auch das Bein hinab ziehen und dieser Punkt nicht ausreicht, kann man statt dessen Gb 30 *huantiao* benutzen. Gb 30 *huantiao* ist ein sehr guter Punkt bei allen Problemen, die den Rumpf und die Beine betreffen.

Rückenschmerzen aufgrund von allgemeiner Schwäche oder Schwäche der Niere: Entweder Bl 23 *shenshu* oder N 3 *taixi*.

Wenn man sich in der Diagnose sicher ist über die Ursache, kann ein Punkt ausreichen, um das Problem zu lösen.

Die ausgeglichene Form

Eine Beschreibung dieser Art, ein Rezept aufzustellen, besagt, dass die Punkte immer gepaart aufgestellt werden. Die Anzahl von Nadeln auf der linken Körperseite entspricht der auf der rechten Körperseite. Das bedeutet nicht automatisch, dass derselbe Punkt immer beidseitig akupunktiert wird. Es können unterschiedliche Punkte auf den beiden Körperseiten akupunktiert werden, wenn nur die Anzahl auf beiden Körperseiten gleich ist.

Man benutzt die ausgeglichene Form zur Behandlung von Erkrankungen des ganzen Körpers, wie allgemeine Schwäche, oder verminderte Abwehrkraft gegenüber banalen Erkältungskrankheiten, Grippe oder Eindringen äußerer pathogener Faktoren. Unabhängig von den therapeutischen Fähigkeiten der einzelnen Punktkombinationen ist der Vorteil der ausgeglichenen Form die Balance und die Behandlung des ganzen Körpers. Sie wird einfach dadurch erreicht, dass man die gleiche Anzahl Nadeln in beide Seiten des Körpers akupunktiert.

Die vier Himmelstore, also die Kombination von Di 4 *hegu* und Le 3 *taichong*, sind eine stark wirksame Vorschrift zur Vertreibung äußerer pathogener Faktoren und auch gut geeignet, die Abwehrkraft des Körpers gegenüber äußeren Faktoren zu kräftigen. Man kann alle vier Punkte akupunktieren, oder auch nur einen auf jeder Seite wählen. Mit nur zwei Nadeln, einmal Di 4 *hegu* auf der einen und einmal Le 3 *taichong* auf der anderen Seite, kann die Wirkung der vier Tore und gleichzeitig die Wirkung der ausgeglichenen Form auf den ganzen Körper erzielt werden.

Indem man Nadeln in die gleiche Menge von Punkten auf der Vorderseite und auf der Rückseite des Körpers zur selben Zeit einführt, kann man auch eine gleichmäßige Form der Rezeptur aufbauen. Zum Beispiel kann man Bl 13 *feishu* und Lu 1 *zhongfu* zur Behandlung von Asthma stechen. Diese beiden Punkte kann man besser gleichzeitig akupunktieren, wenn der Patient sitzt als wenn er liegt. Am Punkt Lu 1 *zhongfu* muss man bei der Akupunktur besonders gut aufpassen; denn wenn man mit der Nadel die Lunge berührt, kann man einen Pneumothorax hervorrufen. Diese Komplikation kann man vermeiden, indem man die Nadel schräg in Richtung die Schulter einführt. Diese Kombination von Bl 13 *feishu* zusammen mit Lu 1 *zhongfu* ist eine weitere Variante der *yin-yang*-Therapie, bei der jetzt ein Rücken-*shu*-Punkt zusammen mit einem *mu*-Alarmpunkt auf der Vorderseite des Körpers kombiniert wird.

Eine andere Vorschrift, die Kombination von LG 14 *dazhui* mit KG 4 *guanyuan* nennt man deshalb auch *yin-yang*-Therapie, weil dabei das *yin* und das *yang* des ganzen Körpers gekräftigt werden. Auch hier können die Nadeln am besten in sitzender Position gleichzeitig an beide Punkte gestochen werden. Oder man sticht die Nadel am Punkt LG 14 *dazhui* in horizontaler Richtung unter der Haut nach unten und legt dann den Patienten hin, so dass man anschließend KG 4 *guanyuan* akupunktieren kann. Diese Behandlung kann man in ihrer Wirkung noch verstärken, indem man Ma 36 *zusanli* akupunktiert und auf der anderen Körperseite MP 6 *sanyinjiao*. Auch wenn man diese zwei zusätzlichen Punkte dieser Art von *yin-yang*-Therapie zufügt, so gehört die Behandlung immer noch zu der gleichmäßigen Form der Rezeptur.

Die gleichmäßige Form bewährt sich besonders bei der Behandlung von Verletzungen. Die Kraft, die bei einer Verletzung auf den Körper einwirkt, schädigt den Fluss des *sanjiao qi*, das ist das *qi* des

125

ganzen Körpers. Die Beeinträchtigung des gleichmäßigen Flusses des *sanjiao qi* zeigt sich häufig durch Energieverlust oder allgemeine Schwäche, durch Kopfschmerzen und Beschwerden des ganzen Körpers. Auch Schlafstörungen, Stimmungsschwankungen und Verminderung der geistigen Leistungsfähigkeit können eine Folge von einer traumatisch bedingten Verschlechterung des Flusses des *sanjiao qi* sein. Eine Verletzung kann dazu führen, dass diese Symptome kommen und gehen, ohne dass immer ein Grund dafür erkennbar ist. Mit der harmonisierenden und balancierenden Wirkung durch die gleichmäßige Form einer Akupunkturrezeptur kann man am ehesten mit dieser Art von Beschwerden zurechtkommen.

Die komplexe Form

Die komplexe Form einer Rezeptur eignet sich am besten zur Behandlung von komplexen Problemen. Eine Bedeutung des Begriffes komplex ist, dass es sich um ein schwierig zu behandelndes Problem handelt. Wenn eine Verschreibung scheinbar nicht ausreichend wirksam ist, nimmt man weitere Punkte zusätzlich dazu, die ähnliche Wirkungen haben wie die bereits benutzten Punkte. Diese zusätzlichen Punkte müssen nicht auf denselben Meridianen liegen wie die schon benutzten Punkte. Beispielsweise kann man hohen Blutdruck, der mit Kopfschmerzen oder Nackensteifigkeit einhergeht, am Punkt Gb 20 *fengchi* behandeln. Das ist ein sehr wirksamer Punkt zur Behandlung von Kopfschmerzen, Verspannungen im Nacken und hohem Blutdruck, egal ob diese Symptome zusammen auftreten oder nicht. Sind die Beschwerden heftig, akupunktiert man den Punkt bilateral. Im Allgemeinen bewirkt die Akupunktur am Punkt Gb 20 *fengchi* allein einen Blutdruckabfall und eine Linderung der Kopfschmerzen. Wenn die Wirkung aber nicht ausreichend ist, kann man Bl 10 *tianzhu* zusätzlich benutzen, um die Wirkung zu verstärken.

Komplex kann auch bedeuten, dass der Patient mehr als ein Gesundheitsproblem gleichzeitig hat, das der Behandlung bedarf. Die Diagnostik der unterschiedlichen Beschwerden muss klarstellen, ob man eine Punktverschreibung zusammenstellen kann, die den unterschiedlichen Problemen gleichzeitig gerecht werden kann. Wenn nicht, muss man sich in mehreren Therapiezyklen damit auseinandersetzen.

Man kann zwei Varianten der komplexen Form aufstellen, mit denen man unterschiedliche Probleme gleichzeitig behandeln kann: Die zweifache komplexe Form und die getrennte komplexe Form. Bei der zweifachen komplexen Form wird ein Punkt dazu genommen, der zur Behandlung beider Probleme geeignet ist. Ein Beispiel dafür ist ein Patient mit einem arthritischen Knieschmerz, der gleichzeitig über akute Magenschmerzen klagt. Die erste Punktverschreibung bestand aus KG 12 *zhongwan* zur Behandlung der Magenschmerzen und dem Extrapunkt *xiyan* zur Behandlung der Schmerzen im Knie. Nach einer gewissen Behandlungszeit änderten sich die Schmerzen im Magen nicht wesentlich. Deshalb wurde Ma 36 *zusanli* zusätzlich akupunktiert, denn dieser Punkt ist wirksam sowohl bei Magenschmerzen als auch bei Schmerzen im Knie.

Die Behandlung der Lähmung nach einem Schlaganfall kann sehr komplex sein, denn diese Patienten haben meistens gleichzeitig viele verschiedene Probleme. Es können sowohl die Meridiane als auch innere Organe betroffen sein. Emotionale Probleme können auch vor dem Schlaganfall vorhanden gewesen sein, aber infolge der Lähmung werden sie sicher noch hervortreten. Sehr häufig findet man nach einem Schlaganfall eine Mischung von Überschuss, Mangel, Hitze und Kälte sowie Schleim. Ein Therapeut, der mit der Behandlung nach Schlaganfall Erfolg hat, wird mit einer ganzen Reihe anderer Probleme zurechtkommen.

Wenn man also eine Punktverschreibung für die Behandlung eines Patienten nach Schlaganfall konzipiert, sollte man Punkte berücksichtigen, die mehr als einen Aspekt gleichzeitig therapieren. LG 16 *fengfu* ist ein wichtiger Punkt zur Behandlung des Sprachverlustes, bei verwaschenem Sehen und bei erhöhtem Blutdruck. Zusätzlich ist dieser Punkt hilfreich zur Behandlung einer Lähmung der unteren Extremität. Di 11 *quchi* ist einer der wichtigsten Punkte bei der Behandlung von Lähmungen der Arme. Viele Patienten entwickeln nach einem Schlaganfall eine Obstipation, und auch hierbei ist Di 11 *quchi* ein nützlicher Punkt zur Regulierung der Darmfunktion. Einige Patienten leiden nach einem Schlaganfall unter reduziertem Appetit. Ein Punkt, der den Appetit vermehren und gleichzeitig Lähmungen der Arme bessern kann, ist Di 10 *shousanli*. Ma 36 *zusanli* ist ein wichtiger Punkt zur Nachbehandlung bei Schlaganfall, weil er die lebenswichtigen Funktionen der inneren Organe wieder herstellen kann. Ma 36 *zusanli* kann nach einem Schlaganfall akupunktiert werden, um das *qi* des Patienten wieder zu kräftigen, um Lähmungen der Beine zu behandeln, den Appetit anzuheben und die Verdauungsfunktion zu verbessern und auch um Schleim auszuleiten. Eine wichtige Behandlung zur Vorbeugung vor einem Schlaganfall besteht aus Moxibustion auf die Punkte Ma 36 *zusanli* und Gb 39 *xuanzhong*. Nach einem Schlaganfall kann es passieren, dass ein weiterer Schlaganfall sich ankündigt, dann moxibustiert man zweimal täglich direkt auf die Punkte Ma 36 *zusanli* und Gb 39 *xuanzhong*.

Wenn ein Schlaganfall eine Lähmung der oberen und der unteren Körperhälfte gleichzeitig verursacht und zusätzlich noch eine Beeinträchtigung der Sprache vorliegt, kann es so aussehen, als ob eine große Form der Rezeptur erforderlich ist, weil man viele Nadeln bei jeder Behandlung benötigt. Es gibt hier aber doch einige Unterschiede zu der großen Form. Patienten mit einem Schlaganfall haben eine Störung von *qi* und Blut und können aufgrund ihrer allgemeinen Schwäche eine starke Behandlung nicht vertragen. Deshalb muss man möglicherweise bei diesen sehr schwachen und sensiblen Patienten die meisten oder alle Nadeln gleich nach dem Erreichen des Nadelgefühls wieder entfernen. Dieses Vorgehen verhindert, dass die Behandlung für den Patienten zu stark wird. Bei der großen Form der Rezeptur werden die Nadeln aber längere Zeit liegen gelassen. Bei dieser leichteren Form bei Schlaganfallpatienten benutzt man auch dünnere Nadeln, während man bei der großen Form dickere Nadeln nimmt.

Die getrennte komplexe Form dient ebenfalls dazu, mehr als ein Problem zur gleichen Zeit zu behandeln, aber hier benutzt man Punkte zusammen, die jedes Problem eigenständig behandeln. Ein Beispiel war ein Patient, der wegen einer Fazialisparese behandelt wurde. Die grundlegende Rezeptur bestand aus einer Nadel auf der betroffenen Seite vom Punkt Ma 4 *dicang* bis zum Punkt Ma 6 *jiache* mit der Methode der durchstechenden Akupunktur sowie einer Nadel am Punkt Di 4 *hegu* auf der gegenüberliegenden Seite. Während der Behandlungsserie bekam der Patient eine akute Urtikaria. Nun wurden die Punkte Di 11 *quchi* und Di 14 *binao* zusätzlich akupunktiert, um die Urtikaria zu behandeln, auch wenn diese Punkte auf die Gesichtslähmung keinen Einfluss hatten. Es war hier möglich, beide Erkrankungen gleichzeitig zu behandeln, weil die grundlegende Rezeptur nur aus wenigen Nadeln bestand und man deshalb noch einige Nadeln zusätzlich nehmen konnte, auch wenn sie das ursprüngliche Problem nicht behandelten. Wenn das nicht möglich gewesen wäre, hätte man das akute Problem vorrangig vor der Gesichtslähmung behandeln müssen, denn dies war das akutere Gesundheitsproblem und die Gesichtslähmung benötigte von vornherein eine längere Behandlungszeit.

Die zehn Wirkformen von Akupunkturrezepten

Mit Wirkformen sind Klassifizierungen von Akupunkturvorschriften je nach den therapeutischen Wirkungsweisen gemeint, das bedeutet die Art und Weise, in der Punktekombinationen wirken.

Kräftigung

Bei einer Behandlung legt man nicht nur großen Wert darauf, einen geschwächten Körper zu kräftigen und eine gute Konstitution zu formen, wenn man eine Krankheit behandelt, sondern auch darauf, die gute Gesundheit zu erhalten, wenn man noch keine Krankheit findet.

Der berühmteste Punkt zur Kräftigung des *yang* des ganzen Körpers ist LG 14 *dazhui*. Ein zweiter Punkt, der häufig zur Kräftigung des *yang* und zur Behandlung der *yang*-Leere sowie zur Stärkung des Rückens mit LG 14 *dazhui* kombiniert wird, ist LG 13 *taodao*. *Taodao* bedeutet „erregen, anregen". Die Wirkung von LG 14 *dazhui* wird noch vergrößert, oder angeregt, wenn man den Punkt mit LG 13 *taodao* kombiniert. Benutzt man diese zwei Punkte zusammen, wird nicht nur der Punkt LG 14 *dazhui* stärker wirken, sondern die therapeutische Antwort wird auch schneller eintreten.

Moxibustion auf einen der drei Punkte Bl 43 *gaohuangshu*, Gb 39 *xuanzhong* und Ma 36 *zusanli* stärkt den ganzen Körper. Bl 43 *gaohuangshu* ist ein wichtiger Punkt, um die Lunge zu stärken, zur Behandlung der Lungentuberkulose und für die Verbesserung der allgemeinen Abwehrlage. Gb 39 *xuanzhong* ist sehr wirkungsvoll zur Verbesserung der Immunabwehr, und die Moxibustion dieses Punktes hat eine positive Wirkung auf die T-Zell-Produktion. Ma 36 *zusanli* kann auch oft als einziger sehr wichtiger Punkt behandelt werden und dabei eine ganze Reihe von Wirkungen erzielen.

Entgegenwirken

Entgegenwirken bedeutet die abnorme Flussrichtung des *qi* zu ändern oder ihr entgegenzuwirken. Übelkeit, Erbrechen oder Schluckauf sind Symptome für ein Aufsteigen des *qi*, das normalerweise abwärts fließen sollte. Pk 6 *neiguan* ist ein Punkt, der im allgemeinen als erster gewählt wird, wenn man Übelkeit, Erbrechen oder Schluckauf behandeln möchte. KG 17 *shanzhong*, der einflussreiche Punkt für das *qi* kann mit Pk 6 *neiguan* kombiniert werden, weil diese Probleme alle mit dem *qi* zu tun haben.

Hoher Blutdruck bedeutet ein abnormes Aufsteigen von *qi*. Es gibt viele und sehr komplexe Ursachen für hohen Blutdruck. Eine Vielzahl von Akupunkturrezepten trägt dazu bei, das *qi* nach unten zu transportieren und so den Blutdruck schnell zu senken, aber diese Vorschriften behandeln nicht notwendigerweise die vielen zugrundeliegenden Ursachen, und diese müssen auch diagnostiziert und in jedem Einzelfall behandelt werden. Eine Punktkombination zur Behandlung von hohem Blutdruck ist die Kombination von Pk 6 *neiguan* mit Ma 36 *zusanli*. Diese kleine und einfache Vorschrift ermöglicht es, andere Nadeln zusätzlich zu akupunktieren, um die zugrundeliegenden Ursachen zu behandeln. Wenn man die Nadel am Punkt Ma 36 *zusanli* auf der rechten Körperseite platziert, wird sie das *qi* kräftiger nach unten ziehen, denn die rechte Seite ist die *qi*-Seite des Körpers. Das zeigt sich auch in den radialen Pulsen auf der rechten Seite, die eher mit *qi* assoziiert werden: mit der Lunge, der Milz und dem *yang* der Niere oder dem Tor des Lebens *mingmen*.

Moxibustion oder Nadeln am Punkt Ma 36 *zusanli* auf der rechten Seite können auch zu dem Zweck angewendet werden, das *qi* nach unten zu bewegen und damit bei Fällen von Atemnot oder Kurzatmigkeit die Niere dabei zu unterstützen, das *qi* zu ergreifen.

Leicht, erleichtern

Mit Erleichtern ist die milde Stimulierung bei einer Situation des Überschusses gemeint. Leber-Feuer und überschüssiges *yang* der Leber sind Störungen der Leber mit Füllesymptomen wie geröteten Augen, Reizbarkeit, roter Gesichtsfarbe, Schwindel, Kopfschmerzen und erhöhtem Blutdruck. Patienten mit dieser Kombination von Symptomen können jederzeit einen Schlaganfall erleiden, und wenn man hier eine zu starke Nadelstimulation anwendet, kann man tatsächlich einen Schlaganfall auslösen. Eine wirkungsvolle Behandlungsvorschrift für ein derartiges Syndrom ist die milde Stimulation von Bl 17 *geshu*. Weil die Symptome aber recht schwerwiegend sind, kann man die Wirkung der Behandlung verstärken, ohne stark stimulieren zu müssen, indem man den Punkt auf beiden Seiten akupunktiert.

Zwei andere Akupunkturpunkte, die für dieselbe Symptomenkombination benutzt werden, sind LG 16 *fengfu* und Ma 9 *renying*. Der Punkt LG 16 *fengfu* liegt über der Wirbelsäule und in der Nähe des

Gehirns und ist deshalb ein sehr heikler und möglicherweise gefährlicher Akupunkturpunkt. Der Stimulus durch die Akupunktur an
diesem Punkt ist auch deshalb sehr kräftig. Der Punkt Ma 9 *renying* ist
ein wirksamer Punkt für diese Füllesituationen, wenn die Nadel sehr
tief eingeführt wird. Die Akupunktur dieser Punktekombination LG 16
fengfu plus Ma 9 *renying* ist nicht so sicher wie die milde Stimulierung
am Punkt Bl 17 *geshu*. Eine andere Methode, den Blutdruck zu senken
ist, mit dem Beginn am Punkt Bl 17 *geshu*, die Nadeln wiederholt entlang dem Blasenmeridian mit milder Stimulation einzuführen und
sofort wieder herauszuziehen. Dies ist eine leichte Methode, um das
qi nach unten zu bewegen.

Verstopfung ist eine Füllesituation, die bei Patienten in einer allgemeinen Mangelsituation vorkommen kann, speziell bei älteren Menschen. Diese Verstopfung ist eine lokale Fülle, aber die zugrundeliegende Situation ist eine Mangelsituation. In diesem Fall ist die beste
Methode zur Beseitigung des Füllezustandes im Darm eine leichte
oder erleichternde Behandlung. Nach klassischen Angaben werden im
Allgemeinen für die Behandlung der Obstipation die Punkte 3E 6 *zhi-
gou* und KG 6 *qihai* akupunktiert. Ersatzweise kann man auch die
Punkte Ma 25 *tianshu* bilateral oder MP 15 *daheng* akupunktieren.

Durchlüften, ventilieren

Mit dieser Bezeichnung ist gemeint, dass man etwas fließend machen
möchte, mobilisieren oder einen Kreislauf in Gang bringen, und diese
Methode wird benutzt, um Stagnationen zu beseitigen. Ma 40 *fenglong*
ist ein berühmter Punkt zur Behandlung von stagnierendem Schleim,
auch wenn er meistens nicht ausreicht, wenn er als einziger akupunktiert wird. Bei festem Schleim im Bereich des Kehlkopfes kombiniert
man Ma 40 *fenglong* am besten mit KG 22 *tiantu*. Diesen Punkt KG 22
tiantu benutzt man nicht nur bei Schleim, sondern auch bei hart-
näckigem Husten, was man traditionell als Stagnation von *qi* ansieht.
Giemen ist auch ein Zeichen für festsitzenden Schleim und wird
am besten behandelt mit einer Kombination aus den Punkten Pk 6

neiguan, Ma 40 *fenglong* und Le 2 *xingjian*. Dann kann man noch Punkte zusätzlich stechen, die das *qi* gleichmäßiger fließen lassen wie KG 22 *tiantu* und Ma 36 *zusanli*.

Purgieren

Dies bedeutet reinigen oder abführen und wird benutzt, um Stagnationen aufzulösen (*zhi*, Stagnation bedeutet wörtlich Steifheit). Diese Stagnation oder Steifigkeit bedeutet, dass etwas zum Stillstand gekommen ist oder steckengeblieben ist. Die auflockernde und zerstreuende Wirkung des Purgierens bewirkt einen ungehinderten Fluss von *qi* und beseitigt Stagnationen.

Eine Dysenterie präsentiert sich in der Regel mit Tenesmen, spastischen Darmkontraktionen sowie Eiter und Blut, die dem Stuhl beigemengt sind. Die Tenesmen sind sehr unangenehme Gefühle, die ein Zeichen dafür sind, dass hier eine Stagnation vorliegt und dass trotz heftiger Bewegungen des Darmes Pathogene dort gefangen sind. Eine Behandlungsvorschrift für diese Beschwerden besteht aus KG 5 *shimen* zusammen mit Ma 25 *tianshu*. In akuten Fallen kann man mit einer bis drei Behandlungen täglich über zwei bis drei Tage die Dysenterie wirksam behandeln. KG 5 *shimen* ist bei jungen Frauen kontraindiziert; weil der Punkt sehr nahe beim Uterus liegt, kann er Sterilität verursachen. Als Ersatz dafür kann man die Punkte KG 12 *zhongwan*, KG 6 *qihai* und Ma 36 *zusanli* benutzen.

Adstringieren

Die adstringierende Wirkung einer Akupunkturvorschrift bezieht sich auf die Behandlung eines Prolaps, das bedeutet, dass ein Organ aus der normalen Position herausrutscht. Ein Rektumprolaps wurde mit dem Punkt LG 20 *baihui* zusammen mit LG 1 *changjiang* als lokalem Punkt behandelt. Ein weiteres Punktepaar, das gerne zur Behandlung des Rektumprolaps akupunktiert wird, sind die Extrapunkte *erbai*, die 4 cun proximal von Pk 7 *daling* liegen.

Bei einem Uterusprolaps werden in erster Linie Gb 28 *weidao*, N 3 *taixi* und Le 3 *taichong* akupunktiert. Diese Kombination benutzt man auch gerne zur Behandlung des Nierenprolaps.

Ein Prolaps von Organen ist immer ein Zeichen für eine Mangelsituation. Ni 3 *taixi* ist ein sehr wichtiger Punkt für die Behandlung einer Mangelsituation und wird für den besten Punkt innerhalb jeder Rezeptvorschrift zur Behandlung eines Prolaps gehalten.

Gleitfähig machen

Die Wirkung dieser Methode besteht in der Ausscheidung abnormer Verhärtungen. Wie beim Ventilieren bedeutet gleitfähig machen, dass eine Verbesserung des Fließens erreicht werden soll. Bei der Methode, etwas gleitfähig zu machen, wird die Stagnation dadurch beseitigt, dass man die Flüssigkeit herausbringt.

Um ein Ganglion zu beseitigen, muss man erst ertasten, wo seine Wurzel liegt. Dann werden vier Nadeln um das Ganglion herum in einem Winkel von 90° zueinander unter die Wurzel geschoben. Wenn die Nadeln entfernt werden, wird auf das Ganglion gedrückt, um die Flüssigkeit zu entfernen.

Wenn man bei kleinen Kindern Fehlernährung und schlechte Verdauungsleistung behandeln will, kann man die Extrapunkte *sifeng* anstechen oder anschneiden und etwas gelbe visköse Flüssigkeit herausquetschen. Bluten die Punkte dabei, ist die Behandlung nicht wirksam. Verdauungsprobleme sind bei Kindern sehr häufig und zeigen eine Verfestigung des *zhong qi*, des zentralen *qi*. Das *zhong qi* umfasst die Arbeit des mittleren Erwärmers, des Magens und der Milz bei der Verdauung und beim Transport der Nährstoffe. Eine Verfestigung des zentralen *qi* ist eine Stockung aufgrund schlechtem Fluss, eine schwache Aktivität des *qi*. Probleme von Kindern mit der Verdauung sind ganz typisch und entstehen durch Schwäche des Verdauungssystems, und man sollte in diesem Fall nicht sedierend arbeiten sondern gleitfähig machen, um so das *zhong qi* wieder zum Funktionieren zu bringen.

Beruhigen

Die Methode wird bei einer Okklusion, einem verschlossenen Gebiet benutzt. Hier liegt eine extreme Stagnation vor und das wird für viel schlimmer als ein Überschuss *shi* angesehen.

Diese Behandlung darf nicht mit Sedieren *xie* verwechselt werden, denn bei manchen Fällen von Okklusion liegt die Ursache in einem Mangelzustand. Ein Beispiel dafür ist die Harnretention bei einem älteren Menschen. Hier ist der Urinfluss durch eine Schwäche des *qi* blockiert. Die Behandlung dieser Harnretention bei einem älteren Menschen besteht in Moxibustion über dem ganzen Unterbauch, außerdem werden Nadeln an den Punkten Bl 53 *baohuang* und Bl 54 *zhibian* akupunktiert. Die Moxibustion wärmt den unteren Erwärmer und kann dazu beitragen, die Blockade zu öffnen, indem das *qi* einerseits etwas gekräftigt und andererseits in Gang gebracht wird.

Man kann eine schwere Obstipation auf der Grundlage von übermäßiger Hitze, Nahrungsmittelstagnation oder auch aufgrund von Mangel an *qi* nur durch Akupunktur am Punkt N 18 *shiquan* behandeln. Hier bestimmt die Diagnose die zu verwendende Technik am Punkt N 18 *shiquan*, je nach der Ursache der Obstipation. Yang Ji-Zhou benutzte nur den Punkt MP 6 *sanyinjiao* zur Behandlung von schwerer Obstipation. Die Tatsache, dass einige seiner Zeitgenossen nicht in der Lage waren, mit dieser Behandlung am Punkt MP 6 *sanyinjiao* allein erfolgreich zu akupunktieren, ist ein Zeichen für die hohe Kunstfertigkeit von Yang Ji-Zhou.

Mittels Befeuchten die Trockenheit bekämpfen

Die üblichen Zeichen von Trockenheit sind Durst, trockene Haut und Juckreiz. Das Prinzip der Behandlung ist die Kräftigung der lebendigen

Kraft des *qi*, damit so mehr Blut produziert wird und mehr Flüssigkeit im Körper gebildet wird. Eine Behandlungsvorschrift, die zu diesem Behandlungsprinzip passt, besteht aus Bl 17 *geshu*, KG 17 *shanzhong* und N 3 *taixi*. KG 17 *shanzhong* ist der Punkt für das *qi*, Bl 17 *geshu* ist der Punkt für das Blut und N 3 *taixi* ist der wichtigste Punkt zur Verbesserung der Feuchtigkeit des Körpers.

Nach der Lehre der Chinesischen Medizin kommt es dann zu einer Hysterie, wenn der Flüssigkeitsgehalt des Körpers zu gering ist und ein Mangel an *qi* vorliegt. Durch diesen Mangel an *qi* mit herabgesetzten vitalen Funktionen kommt es zu einem Mangel an Blut und dieser Zustand kann sich in Hitze verwandeln, was zu der Erscheinung einer Hysterie führt. Eine Punktverschreibung für die Behandlung der Symptome der Hysterie ist KG 14 *juque*, Pk 6 *neiguan* und H 7 *shenmen*. Dies kann mit der vorher erwähnten Vorschrift zur Behandlung der Trockenheit kombiniert werden. Patienten, die zu hysterischen Reaktionen neigen, sollten Nahrungsmittel, die Hitze produzieren, vermeiden, also alle fetten oder öligen Speisen, starke Gewürze, Fleisch, Schokolade und Kaffee.

Treten die Symptome von Trockenheit und Hitze zusammen auf, dann sollte man erst die Hitze sedieren *xie* und dann die Säfte des Körpers tonisieren *bu*. Im Allgemeinen verwendet man am Anfang der Behandlung dann einige sedierende *xie*-Techniken, um zuerst die pathogenen Faktoren auszuscheiden. Beginnt man mit einer tonisierenden Technik, dann kann das die Eliminierung der Pathogene behindern. Die Punkte Di 11 *quchi* und Di 4 *hegu* scheiden pathogene Hitze aus dem oberen Bereich des Körpers aus. MP 10 *xuehai* scheidet Hitze aus dem unteren Körper aus. Man kann dann entweder N 3 *taixi* oder MP 6 *sanyinjiao* akupunktieren, um die Säfte des Körpers positiv zu beeinflussen.

Mit Trocknen die Nässe bekämpfen

Probleme mit Nässe haben ihre Ursache meist in der Milz, im Magen und in der Niere. Zu den Anzeichen von Nässebelastung gehören eindrückbare Ödeme, Ekzeme, Harnretention und andere Schwellungen, die sich nicht eindrücken lassen. In der Chinesischen Medizin werden auch Blähungen und ein Völlegefühl im Magen, ohne dass man gegessen hat, als Anzeichen von Nässe angesehen in Verbindung mit dem „nicht Verdampfen des *qi*". Dieses „nicht Verdampfen des *qi*" bedeutet, dass die schlechte Zirkulation des *qi* zu einer Kondensation von *qi* und Flüssigkeiten auf einer feinstofflichen Ebene führt. Die *he*-Meerpunkte von Magen und Milz werden oft gewählt, wenn man Probleme mit Nässebelastungen hat. In schweren Fällen werden zu der Verschreibung noch die Punkte MP 3 *taibai* und N 5 *shuiquan* akupunktiert. MP 3 *taibai* kräftigt die Funktionen der Milz und des Magens, die Nässe kontrollieren sollten. N 5 *shuiquan* öffnet blockierte Meridiane und verstärkt die Aktivität des *yang* der Niere, die krankhafte Nässe reinigen kann.

Dieses Vorgehen, mit Trocknen die Nässe zu bekämpfen, ist eine Behandlung des ganzen Körpers. Beginnt man zu verstehen, wie durch die zugrundeliegende Ursache die Symptome miteinander verbunden sind, öffnet sich wie ein Fenster das Verständnis zu dem ganzen betroffenen System.

TEIL 3

AKUPUNKTUR-
TECHNIKEN

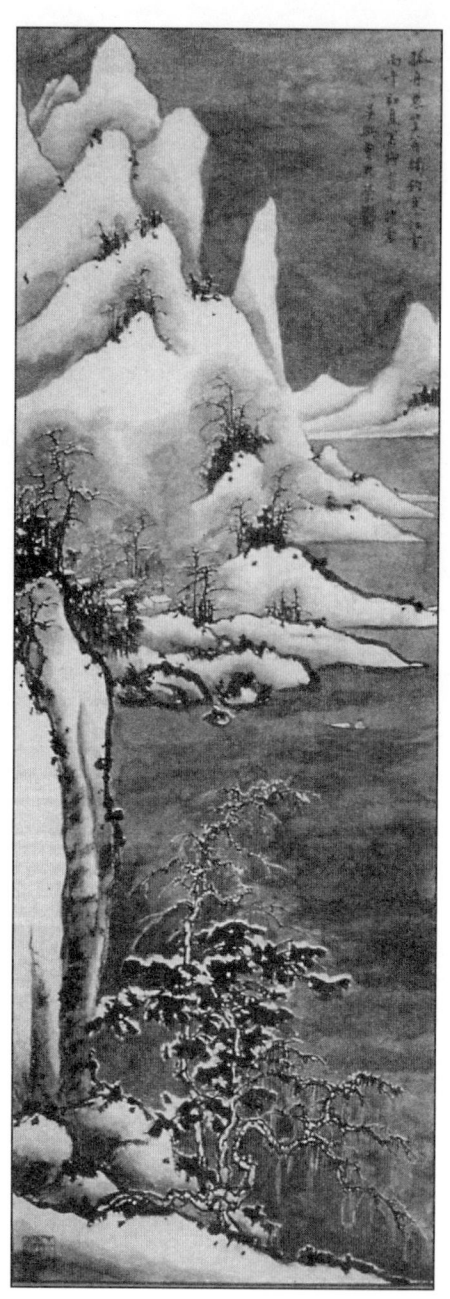

„Bevor Du mit Deinen Händen einen Patienten anrührst,
halte inne,
sprich ein Gebet und erinnere Dich daran:
Nicht Du bist es, der heilen kann."

Frau Tseng-Ni Qian Yun

(Der Rat einer Mutter für ihren Sohn
zu Beginn seiner medizinischen Laufbahn)

Klassische
Akupunkturtechniken

Historischer Rückblick auf die Entwicklung von Akupunkturtechniken

Im *Nei Jing* findet man so viele verschiedene Akupunkturtechniken, dass die Informationsmenge einfach überwältigend ist. Viele unterschiedliche Akupunkturtechniken werden im Text beschrieben, und man kann sie nicht alle im Gedächtnis behalten. Scheinbar zeigen einige Techniken auch gegensätzliche Wirkungen und das verwirrt in der Praxis manchen Anwender.

Über die Jahrhunderte hinweg hat sich die Tendenz bei den Anwendern der traditionellen Techniken herausgestellt, einige Techniken gegenüber anderen zu bevorzugen. Hier muss man besonders die fünf antiken Stichtechniken erwähnen, die bei pathologischen Veränderungen der fünf *zang*-Organe verwendet werden; außerdem die neun antiken Stichtechniken, bei denen die neun antiken Nadeln verwendet werden; und die zwölf antiken Stichtechniken bei der Akupunktur der zwölf Hauptmeridiane.

Im Lauf der Zeit haben sich auch bei diesen Techniken Änderungen entwickelt, angefangen damit, dass man andere Arten von Nadeln verwendet hat bis zu ganz verschiedenen Ausführungformen einiger Techniken. Und man hat auch gelernt, dass manche Techniken besondere therapeutische Effekte zeigten, so dass diese unterschiedlichen

Methoden der Akupunktur später auch bei Behandlungen angewendet wurden, für die sie ursprünglich nicht vorgesehen waren. Dafür finden wir Beweise in den Schriften berühmter Ärzte im Verlauf der chinesischen Geschichte. Indem wir uns auf Beispiele aus dieser reichhaltigen Erfahrung beziehen, können wir eine Vielzahl von unterschiedlichen Anwendungen lernen, die sich bei verschiedenen Behandlungen als höchst wirksam erwiesen haben.

Es gibt aus der Archäologie Hinweise darauf, dass schon zur Zeit des Neolithikum in China akupunktiert wurde, und dass die ersten bekannten Akupunkturnadeln aus Stein gefertigt waren. Es gab eine Nadel zum Ritzen der Haut, um die Meridiane zu stimulieren, es gab eine weitere zum Öffnen oberflächlicher Abszesse und eine zum Einstechen. Diese Nadel zum Einstechen war aber sehr grob, und deshalb bestanden Behandlungsvorschriften ursprünglich nur aus einer Nadel. Die antiken Behandler waren gezwungen, den bestmöglichen Punkt für eine jeweilige Behandlung auszuwählen. Außerdem mussten auch mit dieser einen Nadel unterschiedliche Wirkungen erreicht werden. Daher entwickelten sich in der Folge unterschiedliche Akupunkturtechniken. Im Lauf der Zeit wurden außerdem immer feinere Nadeln hergestellt.

Steinerne Akupunkturnadeln, die *bian* genannt wurden, tauchten zuerst im nördlichen China auf. Im Allgemeinen sind die Chinesen der nördlichen Gebiete von robusterem und muskulöserem Körperbau als die Chinesen in den südlichen Gebieten. Daher entwickelte sich im Norden auch ein Akupunkturstil, bei dem die Nadeln tiefer eingestochen wurden. Die Akupunkteure im nördlichen China haben in früheren Zeiten mehr mit unterschiedlichen Akupunkturtechniken gearbeitet. Das kalte Klima des Nordens förderte auch die Entwicklung der Moxatherapie, und wie man erwarten kann, war die Moxibustion vor allem bei den Akupunkteuren des Nordens verbreitet. Bis zum heutigen Tag ist im Norden ein Akupunkturstil vorherrschend, bei dem man tiefer einsticht und kräftigere Techniken benutzt und auch mehr moxibustiert als im China des Südens.

An den Küsten Chinas benutzte man anfänglich Fischgräten und Tierknochen als Akupunkturnadeln. Auch sehr hartes Holz wurde schon in frühen Zeiten benutzt. Kupfer war dann das Material für die Herstellung der ersten metallenen Nadeln. Es wurde vor allem wegen seiner Fähigkeit, die Hitze zu leiten, benutzt. Die Technik, den Handgriff einer Nadel anzuwärmen, um so die Hitze tief in den Akupunkturpunkt zu leiten, ist eine antike Technik. Auch Eisen, Gold und Silber wurden zur Herstellung von Akupunkturnadeln benutzt. Gold und Silber wurden vor allem zur Schmerzlinderung angewendet. Weil beide Metalle aber zu weich sind, wurde rotes Kupfer damit verkleidet, um so eine harte Nadel herzustellen.

Heute wird am häufigsten die dünne Stahlnadel benutzt, und man legt großen Wert auf ihre Manipulation. Eine Nadel von guter Qualität hat einen glatten und runden Nadelkörper, eine Spitze, die weder allzu scharf noch stumpf ist. Sie hat eine gewisse Flexibilität und ist trotzdem kräftig. Eine dünne Nadel ist sehr fein und biegsam, und ihre Handhabung erfordert gute Fingerfertigkeit. Die dünne Nadel bietet aber auch Möglichkeiten für die Anwendung präziser Manipulationstechniken und das prädestiniert sie für eine große Zahl unterschiedlicher Techniken. Bevor die Nadeln so fein hergestellt werden konnten, was im zweiten Jahrhundert vor Christus der Fall war, gab es vor allem die neun antiken Nadeln, und die Nadeltechniken waren durch die Art der Nadeln eingeschränkt.

Theoretisch und technisch hat sich die Chinesische Medizin langsam entwickelt. Die medizinische Theorie und die klinische Erfahrung wurde aus vielen unterschiedlichen Quellen zusammengetragen, weil die Praxis der Medizin regional unterschiedlich war. Im Süden wurde mehr die Kräutermedizin betont und im Norden wurde mehr Wert auf Akupunktur und Moxibustion gelegt. Regionale Unterschiede führten auch zu verschiedenen Behandlungsstilen, wie zum Beispiel zu der oberflächlichen Nadelinsertion, die typisch ist bei Akupunkteuren im heißen südlichen Klima. Manche Therapeuten im Norden praktizieren sogar ausschließlich Moxibustion und keine andere Art von Therapie.

Die Tang-Dynastie vor etwa eintausend Jahren ist bekannt für die hohe Qualität der ärztlichen Kunst in dieser Zeit. Aber damals praktizierte ein Arzt selten sowohl mit Kräutermedizin als auch mit Akupunktur. Viele Akupunkteure benutzten während der Tang-Zeit nur Nadeln und niemals Moxibustion. Bis in unsere Zeit ist es häufig so, dass ein Therapeut in der Regel nur einen Aspekt der Traditionellen Chinesischen Medizin praktiziert und nicht ein breites Spektrum beherrscht, das sich in gleicher Weise auf Akupunktur, chinesische Kräutermedizin, Moxibustion, Ernährungslehre, Gesundheitsübungen und therapeutische Massage erstreckt.

Ein bemerkenswerter Arzt, der alle Aspekte der Chinesischen Medizin praktizierte, war der berühmte Hua Tuo, der um das Jahr 200 n. Chr. im hohen Alter von über neunzig Jahren hingerichtet worden ist. Einige Autoren führen bestimmte Feinheiten der modernen dünnen Nadeln auf Hua Tuo zurück. Aber auch wenn Hua Tuo nicht selbst wesentlich verantwortlich war für die Entwicklung der modernen Nadeln, so war er doch der wichtigste Akupunkteur, der die Vorteile der deutlichen Verbesserungen der Akupunkturnadeln zu nutzen wusste, die im Verlauf seines Lebens entwickelt wurden. Er ist der erste gewesen, von dem bekannt wurde, dass er Nadeln in Punkte stach, die vorher für zu gefährlich gehalten wurden, um sie zu akupunktieren, wie z. B. Bl 43 *gaohuangshu* und LG 17 *naohu*. Hua Tuo ist auch der erste Arzt gewesen, der Gesundheitsübungen und Hydrotherapie verordnet hat. Er war Akupunkteur, Arzneimitteltherapeut und Chirurg. Heute ist er am ehesten bekannt durch seine großen Fähigkeiten als Akupunkteur und, weil er die *hua tuo jiaji* Punkte gefunden hat. Nur wenige wissen, dass er auch ein geschickter Chirurg und ein ausgezeichneter Kräuterarzt war, der die Kräutertherapie zur Anästhesie für die Chirurgie zu nutzen verstand. Aus politischen Gründen wurden die meisten Aufzeichnungen von Hua Tuo kurz nach seinem Tod zerstört. Ein Arzt namens Ge Hong, der von ihm lernte, obwohl er erst 80 Jahre nach dem Tod von Hua Tuo geboren wurde, sammelte seine Schriften, stellte sie zusammen und verteilte sie.

Li Dong-Yuan lebte etwa 1000 Jahre nach Hua Tuo. Er ist am ehesten bekannt als Spezialist für Kräuterkunde aufgrund seiner Schrift: „Eine Abhandlung über Milz und Magen."[1] Sein Beitrag zur chinesischen Kräutermedizin ist von so großer Bedeutung, dass man ihn im Allgemeinen nicht als einen hochbegabten Akupunkteur kennt. Große Bedeutung haben aber seine Untersuchungen, die zur Wiederbelebung einer alten, schon im *Nei Jing* erwähnten Akupunkturtechnik, dem *dao qi*, führten.

Li Shi-Zhen ist ein weiterer Arzt, der sich in unterschiedlichen Aspekten der Chinesischen Medizin auszeichnete. Seine Beiträge in dem Buch *ben cao gang mu* (Kompendium der Materia medica), das vor vierhundert Jahren veröffentlicht wurde, weisen ihn als einen der besten Kräuterärzte in der chinesischen Geschichte aus. Dieses Buch besteht aus 52 Bänden, und er benötigte mehr als 30 Jahre, um es zusammenzustellen. Dieses Werk *ben cao gang mu* ist mehr als ein pharmazeutisches Kompendium; es behandelt mehrere Naturwissenschaften wie Botanik, Zoologie, Mineralogie und Metallurgie. Es enthält eine Aufstellung von fast 1900 medizinisch wichtigen Substanzen, mit detaillierten Beschreibungen des Aussehens, der Gewinnungsmethode, der Präparation und der Anwendung von jeder einzelnen Substanz. Es enthält über 1000 Illustrationen und mehr als 10.000 Rezepte. Noch bemerkenswerter ist die Tatsache, dass dies nur eins von einem Dutzend Büchern ist, die Li Shi-Zhen geschrieben hat. Seine Arbeit „Studien über die Pulsdiagnostik von Bin Hu" ist ein Standardwerk über die Pulsdiagnose. Aber Li Shi-Zhen ist nicht sehr bekannt als Akupunkteur, obwohl sein Buch „Eine Abhandlung über die acht Sondermeridiane" ein sehr wichtiges Buch für Akupunkteure über dieses Thema ist. Die Verfeinerungen der Akupunkturtechniken, die bessere Nuancierung und Raffinesse entwickelten sich mit der Verbesserung der Nadelqualität. Nachdem die Nadeln weniger grob waren, konnte man mehr

---

1) Dieses Werk erscheint in deutscher Übersetzung im Verlag für Ganzheitliche Medizin Dr. Erich Wühr GmbH, Kötzting, 2000.

Nadeln für eine Behandlung benutzen. Das erlaubte die Entwicklung von anspruchsvolleren Zusammenstellungen von Punktekombinationen, und man konnte so kompliziertere Krankheitszustände behandeln. Außerdem machte die Qualität der Nadeln solche Fortschritte, dass man auch ausgefeiltere Techniken entwickeln konnte. Im Verlauf der Geschichte hat der klassische Stil der Akupunktur Entwicklungen durchlaufen und dennoch die enge Verbindung zu den antiken Zeiten beibehalten. Dabei wird weiterhin Wert darauf gelegt, so wenig Nadeln wie möglich in einer Behandlung zu benutzen und Techniken anzuwenden, die die Wirksamkeit der Behandlung erhöhen.

Tabelle 7/1

Zwölf antike Methoden der Akupunktur in die zwölf Hauptmeridiane

ou ci	gleichmäßiges Stechen
bao ci	nachspürendes Stechen
hui ci	entspannendes Stechen
qi ci	gemeinsames Stechen
yang ci	leichtes Stechen
zhi ci	gerade hineinstechen
shu ci	transportierendes Stechen
duan ci	kurzes Stechen
fu ci	schwebendes Stechen
yin ci	Stechen mit *yin*-Charakter
bang ci	kräftigendes Stechen
zan ci	unterstützendes Stechen

Tabelle 7/2

Neun antike Akupunkturmethoden, die auf der Benutzung der neun antiken Nadeln beruhen

shu ci	Stechen der *shu*-Punkte
yuan dao ci	Akupunktur von Fernpunkten
jing ci	Stechen von Meridianen
luo ci	Stechen von Verbindungs-gefäßen
fen ci	geteiltes Stechen
da xie ci	kräftiges Stechen
mao ci	haarfeines Stechen
ju ci	große Akupunkturmethode
cui ci	Stechen mit der Flammennadel

Tabelle 7/3

Fünf antike Akupunkturmethoden auf der Grundlage von pathologischen Veränderungen der fünf *zang*-Organe

ban ci (Lunge)	zur Hälfte stechen
bao wen ci (Herz)	Stechen wie ein Leopard
guan ci (Leber)	Das Gelenk stechen
he gu ci (Milz)	Stechen im Tal
shu gu ci (Niere)	Den Knochen stechen

Sechs verschiedene Akupunkturmethoden nach dem *Nei Jing*

1. Oberflächliche Einstichformen

Von den unterschiedlichen Gruppen der Akupunkturtechniken ist diese die oberflächlichste, wobei die Einstichtiefe von der Hautoberfläche bis knapp unter die Haut reicht.

Haarfeines Stechen (*mao ci*)

Diese Methode gehört zu den neun antiken Methoden auf der Grundlage der Benutzung der neun antiken Nadeln. Der Begriff *mao* (Haar) deutet demnach darauf hin, dass die Einstichtiefe sehr oberflächlich ist. Ursprünglich war die Methode *mao ci* eine oberflächliche Punktionsmethode der Haut mit sehr kurzen und dünnen Nadeln zur Behandlung von Hypästhesie und Taubheit der Haut, die durch schlechte Kreislaufverhältnisse und Kälteeinfluss entstanden sind.

Diese haarfeine Punktionsmethode umfasst auch das leichte Klopfen der Hautoberfläche mit der oberflächlichen Hautnadel. Diese Hautnadeln sind sehr speziell angefertigt, am besten kann man sie beschreiben als eine Art kleiner Hammer, auf dessen Klopffläche eine Anzahl von Nadeln emporstehen. Es gibt drei verschiedene Arten: Die Pflaumenblütennadel mit fünf Nadeln, die siebensternige Nadel mit sieben Nadeln und die *luo han* Nadel mit 18 Nadeln. Je mehr Nadeln auf dem Kopf der Hautnadeln befestigt sind, desto feiner sind die Nadelspitzen und desto leichter ist die Stimulation beim Beklopfen.

Der Stimulus wird so hervorgerufen, dass man betroffene Hautareale oder die gewünschten Akupunkturpunkte kontinuierlich leicht beklopft. Man hält die Nadel am Ende des Handgriffs zwischen Daumen und Zeigefinger. So kann man flexibel mit dem Hammer hantieren, und das Beklopfen scheint von ganz allein zu passieren. Unabhängig von der Stärke der Behandlung sollen Frequenz und Kraft beim

Beklopfen gleichmäßig sein, damit eine Verletzung der Haut vermieden wird. Ein Therapeut, der gute Kontrolle über die Ebenmäßigkeit und Kraft in der Handhabung der Hautnadel hat, kann eine breite Palette von Problemen behandeln, indem er verschiedene Punkte auswählt und die Kraft des Beklopfens variiert.

Wenn man Krankheiten der Haut wie Herpes Zoster oder Ekzeme behandelt, beklopft man die Haut bis zum Auftreten von kleinen roten Flecken (Petechien). Dann wird über dem Areal geschröpft, bis man eine leichte Blutung erzeugt. So kann man dazu beitragen, dass die pathogene Hitze entweicht.

Heute benutzt man zur Behandlung von Hypästhesie oder Taubheit der Haut eher eine Hautnadel als die dünne eingestochene Akupunkturnadel. Die Stimulation entlang der Meridiane ist in den betroffenen Arealen genauso gut wie in anderen Bereichen der Haut, die Symptome tragen. Man beklopft die Haut, bis eine leichte Rötung anzeigt, dass die Blutzirkulation verstärkt ist, aber nie bis zum Auftreten einer Blutung. Moxibustiert man unmittelbar nach dem Beklopfen die betroffenen Hautgebiete, dann kann der therapeutische Effekt noch vergrößert werden. Ein leichtes Beklopfen mit der Hautnadel kann auch bei empfindlichen Patienten durchgeführt werden oder bei Patienten, die vor Nadeln Angst haben. Mit einem ganz leichten Beklopfen kann der Therapeut einen Punkt beeinflussen und sich so ganz nach dem Befinden des Patienten orientieren. Schwache Patienten mit Kopfschmerzen können vom ersten Lendenwirbel bis zum vierten Sakralwirbel hinunter beklopft werden, und zwar entweder auf dem Lenkergefäß oder auf den *hua tuo jiaji*-Punkten. Wenn der Patient die Stimulierung ertragen kann, werden auch lokale Gebiete am Kopf beklopft und die Gegenden, auf denen der betroffene Meridian am Kopf verläuft, zusammen mit dem unteren Rücken. Bei morgendlicher Übelkeit und Appetitmangel während der Schwangerschaft kann man Ma 36 *zusanli* beklopfen mit anschließender leichter Moxibustion. Kleine Kinder mit Husten kann man durch Beklopfen von Lu 7 *lieque* behandeln.

Zur Hälfte stechen *(ban ci)*

Ban ci ist eine der fünf antiken Einstichmethoden, die man je nach den pathologischen Veränderungen der fünf *zang*-Organe einsetzt. Die Methode hat eine Verbindung zur Lunge und wurde ursprünglich zur Behandlung von Lungentuberkulose benutzt. Die Lunge hat eine Verbindung mit der Haut und dem Körperhaar. Aufgrund der oberflächlichen Einstichtiefe kann man die Methode des halben Stechens auch zur Behandlung von Hauterkrankungen anwenden.

Typischerweise nimmt man eine dünne Nadel in der Länge von einem halben oder einem *cun*. Es wird so zart wie möglich punktiert und die Nadeln werden nach dem Erreichen des *de qi* sofort wieder entfernt. Auch wenn manchmal die Patienten die Empfindung haben, dass nur ein Haar herausgezogen wurde, sollte man die Stimulation bei der Methode *ban ci* nicht verstärken.

Die oberflächliche Stichtiefe und die geringe Stimulationsstärke machen die Methode *ban ci* besonders geeignet zur Behandlung von kleinen Kindern im Alter von einem Monat bis acht Jahren und für sehr empfindliche Patienten. Man kann auch eine Blutung damit behandeln. Bei einer Blutung muss die Behandlung deshalb mild und leicht sein, weil man sonst den Fluss des *qi* kräftigen und damit die Blutung verstärken kann.

Schwebendes Stechen *(fu ci)*

Schwebendes Stechen bedeutet, dass die Nadeln nur in die alleräußerste Schicht der Haut eingestochen werden. Man kann dabei senkrecht, horizontal oder schräg einstechen, aber die Einstichtiefe ist immer nur gerade unter die Hautoberfläche und niemals tiefer als die Muskeloberfläche. Am Punkt Lu 7 *lieque* inseriert man die Nadel in horizontaler Richtung nach oben, indem man die Haut zusammenkneift, während man die Nadel knapp unter die Haut sticht. Je weiter die Nadel den Unterarm entlang hoch geschoben werden kann, desto besser ist der Behandlungserfolg bei Husten.

Fu ci kann man auch zur Behandlung von Muskelkrämpfen bei oberflächlicher Kälteeinwirkung und schlechter Blutzirkulation anwenden. Kälteerkrankungen erfordern oft eine tiefere Akupunktur, aber wenn die Erkrankung sich noch an der Oberfläche abspielt, kann man sie auch entsprechend oberflächlich behandeln.

Die Nadeln können einige Stunden, aber auch Tage liegen gelassen werden. An Ohrpunkten kann man die dünnen Nadeln von einem halben *cun* Länge nehmen und sie nicht länger liegen lassen, als die Visite beim Behandler dauert. Aber man kann auch Dauernadeln im Ohr einige Tage bis zu einer Woche lang liegen lassen. Es gibt zwei verschiedene Arten von Dauernadeln. Die Reißzweckennadel wird meistens am Ohr benutzt, während die weizenkornähnliche Dauernadel, die einen Kopf hat, der wie ein Weizenkorn geformt ist und einen Zentimeter lang ist, mehr an Körperpunkten angewendet wird, z. B. am Punkt Lu 7 *lieque* zur Behandlung von chronischem Husten. Dauernadeln, die über Tage liegenbleiben, werden häufig zur Behandlung von chronischen und langdauernden schmerzhaften Erkrankungen angewendet.

Fu ci ist eine der zwölf antiken Methoden der Akupunktur der zwölf Hauptmeridiane.

Gerade hineinstechen *(zhi ci)*

Von allen oberflächlichen Einsticharten ist *zhi ci* die tiefste, obwohl man sich immer noch auf der Körperoberfläche bewegt.

Seit mehreren hundert Jahren haben viele Therapeuten die Bedeutung der Methode „gerade hineinstechen" als gleichbedeutend mit „senkrecht" hineinstechen verstanden. Tatsächlich ist die ursprüngliche Bedeutung von *zhi* aber „gerade hinein" oder „unmittelbar hinein". Das bedeutet, dass man die Nadel unmittelbar bis zu der erwünschten Stichtiefe hineinsticht, ohne zu warten, bis das Nadelgefühl ankommt.

Ursprünglich hat man die Methode benutzt, um oberflächliche Muskelkrämpfe zu behandeln. Wenn die oberflächlichen Muskelschichten mit der Hand zusammengequetscht werden, kann man leicht feststellen, welche Muskeln gerade verkrampft sind und dann eine Nadel direkt hineinstecken. Kneift man den Muskel etwas zusammen während man die Nadel einführt, hilft das nicht nur, gleich zu der erwünschten Stichtiefe zu kommen, sondern man kann auch eine Schädigung des Muskels durch zu tiefes Einstechen verhindern. Am Rumpf ist dieses Vorgehen, die Haut und den Muskel zusammenzukneifen und etwas anzuheben, auch deshalb sinnvoll, weil man damit ein unabsichtliches Einstechen in eine Körperhöhle verhindert.

Das Konzept des gerade Hineinstechens *zhi ci* ist eine wichtige Technik zur Behandlung von fieberhaften Erkrankungen. Wenn ein Patient Fieber hat, muss man die Nadeln oberflächlich einstechen und schnell bis in die erwünschte Tiefe kommen. Sticht man zu tief ein, transportiert man den pathogenen Faktor *xie qi* noch tiefer, und langsames Einstechen treibt das *xie qi* noch weiter nach innen. Das Nadelgefühl *de qi* und die sedierende Technik *xie* müssen bei Fieber ebenfalls in einer oberflächlichen Ebene erreicht werden.

Die Technik gerade hineinstechen *zhi ci* wendet man auch bei juckenden Erkrankungen und bei Urtikaria an, die an der Oberfläche lokalisiert sind und gleichzeitig pathogene Hitze zeigen. Die Ebene der Einstichtiefe ist jeweils davon abhängig, wo sich die Ebene der Erkrankung befindet. Im Idealfall soll die Nadel dort positioniert werden, wo sich die Erkrankung abspielt.

Zhi ci ist ebenfalls eine der zwölf antiken Einstichmethoden.

2. Tiefe Einstichformen

Man verwendet diese tiefen Einstichformen bei Erkrankungen, die sich tief im Muskel, in den Gelenken, in der Nähe der Knochen oder in den Knochen abspielen. Die Einstichtiefe bei diesen Erkrankungen in den Geweben kann vielleicht nur um einiges tiefer sein als bei den oberflächlichen Techniken. In manchen Fällen sticht man aber auch bis in die Nähe des Knochens.

Die Intensität der Stimulation bei den tiefen Einstichtechniken impliziert, dass diese Techniken im allgemeinen nicht ratsam sind zur Anwendung bei geschwächten Patienten, außer wenn der Patient Schmerzen in tiefgelegenen Gebieten hat. Wenn man bei schwachen Patienten tiefe Einstichmethoden anwendet, sollten die Nadeln nur leicht stimuliert werden.

Geteiltes Stechen *(fen ci)*

Die angesprochene Teilung bezieht sich bei dieser Methode auf eine Gewebsgrenze. Man inseriert bei der Methode *fen ci* Nadeln an den Rand eines Muskels oder zwischen Muskelgruppen. Wenn auch die allgemeine Charakterisierung der Methodik bei *fen ci* die Positionierung entlang der Muskelabgrenzungen definiert, so ist die therapeutische Verwendung sehr unterschiedlich je nach den charakteristischen Eigenschaften der benutzten Punkte.

Bl 57 *chengshan* liegt direkt unterhalb vom Muskelbauch des Musculus gastrocnemius, in der Grube zwischen den beiden Muskelteilen. Es ist ein ausgezeichneter lokaler Punkt zur Behandlung von Wadenkrämpfen. Diese Krämpfe können nachts auftreten, wenn sich die Temperatur abkühlt, im Schlaf, wenn der Kreislauf von *qi* und Blut weniger aktiv ist, oder auch beim Schwimmen. Mit Bl 57 *chengshan* kann man akute Wadenkrämpfe behandeln oder ihnen vorbeugen. Man akupunktiert diesen Punkt auch bei Muskelschmerzen im unteren Rücken, in der Mitte des Rückens und bei Schmerzen von der Schulter bis zur Protuberantia occipitalis. Einige Therapeuten benutzen Bl 57 *chengshan* als einen Erfahrungspunkt bei Krämpfen in jedem Bereich des Körpers. Bl 57 *chengshan* ist auch sehr bekannt zur Behandlung und Vorbeugung von Hämorrhoiden, häufig in Kombination mit Bl 60 *kunlun*. Schließlich klärt und reguliert Bl 57 *chengshan* den Darm und ist ein wichtiger Punkt zur Behandlung von Obstipation.

Bl 58 *feiyang* liegt an der Grenze des Musculus gastrocnemius, etwa einen *cun* lateral und unterhalb von Bl 57 *chengshan*. Das Wort *feiyang*

155

bedeutet, dass jemand „geht, als ob er fliegt". Das deutet darauf hin, dass es sich hier um einen wichtigen Punkt zur Behandlung von Problemen beim Gehen handelt. Die Kombination von Bl 23 *shenshu* mit Bl 58 *feiyang* ist hilfreich bei der Behandlung von schwachen, also z. B. älteren Menschen mit Problemen beim Gehen.

Der Punkt N 9 *zhubin* liegt am unteren Ende des Bauches des Musculus gastrocnemius an der medialen Seite, auf der Verbindung von N 3 *taixi* bis N 10 *yingu*. Der Punkt N 9 *zhubin* ist der Treffpunkt der drei *yin*-Meridiane des Beins und der *xi*-Grenzpunkt des *yinwei*-Meridians. Der Begriff *yinwei* bedeutet „Aufrechterhalten des *yin*", das bedeutet auch befeuchten und ernähren mit *yin*-Flüssigkeiten. So ist der Punkt N 9 *zhubin* wichtig zur Behandlung von trockener Haut.

Der Punkt Di 14 *binao* liegt ein wenig oberhalb von dem unteren Ende des Musculus deltoideus auf der Radialseite des Oberarmes. Eine lange Nadel, die von Di 14 *binao* mit der Stichrichtung nach oben bis zum Punkt Di 15 *jianyu* eingestochen wird, liegt genau zwischen zwei Muskelschichten. Diese Methode ist sehr wirksam zur Behandlung von Schmerzen in der Schulter und im Arm, bei Arthritis und wenn man den Arm im Schultergelenk nicht anheben kann.

Die Methode *fen ci* gehört zu den neun antiken Methoden der Akupunktur, die auf den neun antiken Nadeln beruhen.

Kurzes Stechen *(duan ci)*

An die Methode *duan ci* denkt man bei schmerzhaften Erkrankungen der Knochen, bei Schmerzen oder Schwellungen der Muskeln in der Nähe von knöchernen Strukturen, Taubheitsgefühl in der Tiefe der Gewebe auf der Grundlage von Nässe und Kälte in der Gegend von Knochen und bei rheumatischen Erkrankungen der Knochen. Die Stichtiefe bei dieser Methode ist tief, fast bis auf den Knochen.

„Kurz" bedeutet dabei, dass die Nadel schrittweise eingestochen wird. Die Nadel wird nicht sofort bis in die ganze Tiefe gestochen, sondern sie wird schrittweise in kurzen Intervallen in die Tiefe befördert. Bevor man die Nadel einen weiteren Schritt tiefer in das Gewebe sticht, schwenkt man sie, um so das Nadelloch zu erweitern. Das trägt mit dazu bei, die pathogenen Faktoren auszuleiten. Wenn die Nadel dann in der gewünschten Tiefe liegt, kann man Techniken wie Heben und Senken der Nadel, *bu* oder *xie* anwenden. Allerdings muss man darauf achten, niemals den Knochen mit der Nadel zu berühren.

Eine interessante und charakteristische Wahrnehmung des Therapeuten bei dieser Methode ist die, dass die Nadel sich gegen die Spitze und am Handgriff unterschiedlich anfühlt. Das kommt durch den Widerstand der Muskulatur im betroffenen Gebiet zustande.

Die Methode des kurzen Stechens *duan ci* ist eine der zwölf antiken Methoden der Akupunktur an den zwölf Hauptmeridianen.

Transportieren *(shu ci)*

Der Begriff *shu* taucht bei der Akupunktur häufig auf. Es gibt die fünf *shu*-Transportpunkte, die sich distal von Ellenbogen und Knien befinden, dann die Rücken-*shu*-Punkte entlang dem Blasenmeridian und drei verschiedene antike Akupunkturtechniken, die mit dem Begriff *shu* bezeichnet werden. In allen Fällen kann *shu* mit dem Begriff „Transport" übersetzt werden, aber jedesmal hat es eine besondere Bewandtnis damit.

Die Version von *shu ci*, die hier beschrieben wird, ist eine der zwölf antiken Akupunkturmethoden. Hier bedeutet *shu* zerstreuen, und das kann als Synonym für eine sedierende Technik verstanden werden. Man wendet sie an zur Behandlung von tiefsitzenden Schmerzen und Schwellungen in Zusammenhang mit Überschuss, Hitze und bei einer akuten Erkrankung.

Der technische Ablauf ist der, dass man zuerst das *qi*-Gefühl aufsucht und dann die Nadel tief in das betroffene Gebiet hineinstößt. Dann wird sie manipuliert und gleich wieder herausgezogen. Man kann sie auch einige Minuten lang liegen lassen und dann erst herausziehen. Der Akupunkturpunkt wird nach der Entfernung der Nadel offengelassen und nicht mit der Hand bedeckt. Die Technik *shu ci* ist eine schnelle, energische und kraftvolle Art und Weise, die Nadel einzustechen und wieder zu entfernen. Damit kann man den Überschuss an pathogenen Faktoren vermindern.

Bei der Technik *shu ci* werden nur wenige Punkte zur Behandlung gewählt, denn der Patient ist meistens nach der Behandlung sehr müde und erschöpft. Außerdem verursacht die Entlastung der pathogenen Faktoren mit dieser sedierenden Technik auch etwas Verlust von normalem *qi*.

Den Knochen stechen *(shu gu ci)*

Ursprünglich wurde diese Technik auch *shu ci* genannt. Um sie von anderen Varianten der Technik *shu ci* zu unterscheiden, hat man sie in *shu gu ci* umbenannt. *Gu* bedeutet Knochen. Die Methode zählt zu den fünf antiken Methoden und wird assoziiert mit der Niere, welche die Knochen bildet und beherrscht.

Die Technik *shu gu ci* wird zur Behandlung von Erkrankungen der Knochen oder in der Nähe der Knochen benutzt: bei Schmerzen in den Knochen, Hitze oder Kälte in knöchernen Regionen, bei Arthritis oder bei Rheumatismus der Knochen. Aufgrund der engen Verbindung von Niere und Knochen, kann die Behandlung dieser Erkrankungen mit der Technik *shu gu ci* verbessert werden, sofern die Kräftigung der Nieren als Bestandteil der Behandlung vorgesehen ist. Die Nadel wird ähnlich wie bei der oben beschriebenen Technik *shu ci* zur Behandlung von Schmerz und Schwellung geradewegs eingeführt und ebenso schnell wieder herausgezogen. Der Unterschied liegt darin, dass die Stichtiefe bei *shu gu ci* noch tiefer ist, die Nadel kommt sehr nahe an den Knochen zu liegen, ohne ihn jedoch zu berühren.

In früheren Zeiten bedeutete ein tiefes Einstechen an Akupunkturpunkten mit der Technik *shu gu ci* auch eine Behandlung der Nieren. Die Nieren sind die Wurzel des *qi* und funktionell gesehen das am tiefsten liegende innere Organ. Da eine Behandlung dann am wirksamsten ist, wenn die Einstichtiefe mit der Ebene der physiologischen Funktion übereinstimmt, die behandelt werden soll, ist die passende Einstichtiefe für die Behandlung der Nieren tief. Behandlungstechniken, die sich auf die Lunge beziehen, wie zum Beispiel *ban ci*, sind oberflächlich im Vergleich zur Behandlung der Nieren mit der Technik *shu gu ci*.

Das Gelenk stechen *(guan ci)*

Die Technik *guan ci* bedeutet, dass der Abschnitt der Sehne punktiert wird, der am Gelenk ansetzt. Dies ist eine Behandlung von Krämpfen, von Gelenkschmerzen oder von Taubheit oder Schmerzen im Bereich der Sehne. Um eine Blutung zu verhindern, wird der Akupunkturpunkt sofort nach Entfernen der Nadel mit der Hand bedeckt und gedrückt. Die Sehnen werden vom *yin* und Blut der Leber genährt, und wenn an dieser Stelle Blut verloren geht, so kann das die Sehne schädigen, weil die Quelle der Ernährung des Gewebes verlorengeht. Nur wenn pathogene Hitze im Gelenk ist, darf man es etwas bluten lassen, aber man sollte nicht so tief dabei stechen, um die Sehne nicht zu verletzen.

Diese Methode ist eine der fünf antiken Einstichmethoden. Sie ist mit der Leber assoziiert, welche die Sehnen nährt und beherrscht. Die Chinesische Medizin betrachtet den gesunden Zustand der Sehnen als gleichbedeutend mit freier und gleichmäßiger Bewegungsmöglichkeit des Körpers, ungehindert durch Schmerzen oder motorische Bewegungseinschränkung.

Entspannendes Stechen *(hui ci)*

Die Technik *hui ci* ist eine der zwölf antiken Akupunkturtechniken in die zwölf Hauptmeridiane. Heute wird sie zur Behandlung von Muskelschmerzen und Krämpfen benutzt. Ursprünglich wendete man *hui ci* zur Behandlung des *bi-Syndrom*s der Sehnen an. *Bi* bedeutet, dass Schmerzen vorhanden sind, die durch die Behinderung der Zirkulation von *qi* oder Blut in den Meridianen und Verbindungsgefäßen entstanden sind aufgrund der Einwirkung von pathogenem Wind, Kälte oder Nässe. Man kann die *bi-Syndrom*e einteilen je nach der Art des betroffenen Gewebes, zum Beispiel *bi-Syndrom* der Haut, des Muskels, der Sehnen oder der Knochen.

Bei der Technik *hui ci* sticht man in der Nähe des schmerzenden Muskels. Die Nadel wird im Akupunkturpunkt hin und her geschwenkt, von hinten nach vorn und von rechts nach links, um so den Muskel zu entspannen. *Hui* bedeutet vergrößern. Das Schwenken der Nadel vergrößert das Akupunkturloch und dabei handelt es sich um eine sedierende *xie*-Technik. Der Begriff *hui*, übersetzt mit vergrößern, hat aber auch die Bedeutung von entspannen. Der Muskel und die Sehne werden bei dieser Technik entspannt. Eine ganz häufige Erscheinung ist die Kombination von Muskelschmerzen mit Krämpfen oder Verspannungen des Muskels, wobei das noch stärkere Belastung auf die Strukturen des Muskels bedeutet, dabei wird der Druck auf die Gelenke erhöht und wenn das anhält, kann es zu Gelenkschmerzen und degenerativen Veränderungen führen.

3. Mehrfaches Einstechen von Nadeln

Hiermit ist gemeint, dass man entweder mehrere Nadeln benutzt, um eine Technik durchzuführen oder dass man mit einer Nadel vielfache Manipulationen ausführt.

Nachspürendes Stechen *(bao ci)*

Die Technik des Nachspürens *bao ci* benutzt eine Nadel, mit der wiederholt in einem Gebiet stimuliert wird, in der sich ein wandernder Schmerz findet. Der schmerzhafteste Punkt in diesem Gebiet wird zunächst aufgesucht und die Nadel hinein gestochen. Die Manipulation der Nadel wird Änderungen im Muskel bewirken, die man mit Hilfe der Akupunkturnadel in Form von nachlassender Muskelspannung bemerken kann. Man lässt die Nadel in diesem ersten Punkt liegen und sucht einen weiteren schmerzhaften Triggerpunkt, dann entfernt man sie und sticht in den zweiten Punkt. Dieses Verfahren wird weitergeführt, indem man der Spur des Schmerzes folgt und zwar unabhängig davon, ob dieser in einem breiten Gebiet liegt oder einem Meridian folgt. In jeden Schmerzpunkt wird eine Nadel eingestochen.

Heute bezeichnet man die Technik *bao ci* oft mit dem Begriff der Akupunktur von Triggerpunkten. Aber diese Beschreibung stimmt nicht ganz überein mit dem Prozess des Aufsuchens und Nachspürens der Spur des Schmerzes mit Hilfe von mehrfachem Stechen von Schmerzmaximalpunkten. Andere Bezeichnungen von *bao ci* sind doppeltes Stechen, wobei „doppelt" die Bedeutung von „zusätzlich" hat oder dass man „ein zweites Mal zurückkommt", oder wiederholtes Stechen. Die Methode *bao ci* gehört zu den zwölf antiken Akupunkturmethoden.

Stechen im Tal *(he gu ci)*

Bei der Technik *he gu ci* sticht man in die Vertiefungen („Täler") zwischen Muskeln ein, um Taubheit, Spastik oder Schmerzen der Muskulatur zu behandeln. Die Nadel wird zuerst gerade und direkt in das betroffene Gebiet eingestochen, dann zieht man sie wieder nach oben, ohne sie über die Hautoberfläche zu bringen und sticht sie bezogen auf die erste Insertion schräg nach rechts wieder hinein. Die Nadel wird dann wiederum nach oben unter die Hautoberfläche gezogen und bezogen auf die erste Insertion schräg nach links wieder eingestochen. Man kann die Manipulation mehrmals hintereinander durchführen oder auch innerhalb einer Behandlung in einer Serie wiederholen.

Die Technik *he gu ci* wird auch mit kräftiger sedierender *xie*-Technik zur Behandlung des Kropfes durchgeführt. Dabei wird der Kropf zusammengequetscht und mit der Nadel hinein gestochen.

He gu ci ist eine der fünf antiken Akupunkturmethoden und wird mit der Milz assoziiert, die verantwortlich ist für die Dicke und Stärke der Muskulatur. Aber es handelt sich dabei nicht nur um eine Technik

zur Behandlung von Muskeln, sondern man kann auch Akupunkturpunkte zur Therapie der Milz so behandeln.

Gleichmäßiges Stechen *(ou ci)*

„Ou" bedeutet „ein Paar" oder „eine gleiche Anzahl". Die Technik
wurde ursprünglich nur zur Behandlung der Angina pectoris benutzt.
Anfänglich suchte man dabei die schmerzhaften Punkte auf dem oberen Rücken am Brustkorb auf. Diese signifikanten Schmerzpunkte
wurden dann akupunktiert, und dabei wurde die gleiche Anzahl
Nadeln sowohl am Rücken als auch am vorderen Brustkorb benutzt.
Als die Theorie und Praxis der Akupunktur sich weiter entwickelten,
stellte man fest, dass die Kombination von Rücken-*shu*-Punkten und
mu-Alarmpunkten zusammen eine der wirkungsvollsten Zusammen-
stellung von Punktepaaren zur Behandlung von Herzschmerzen ist.
Seither bedeutet die Technik *ou ci* die Akupunktur des Rücken-*shu*-
Punktes und des *mu*-Alarmpunktes des Herzens zur Behandlung von
Angina pectoris.

Zeitweise wurde *ou ci* nicht nur zur Behandlung von Herzschmerzen, sondern bei Schmerzen in jedem Organ benutzt. Die weitere
Entwicklung führte dazu, dass man bei jeder Art von Problemen in
jedem Organ zur Technik *ou ci* griff, also zur simultanen Akupunktur
des zugehörigen Rücken-*shu*-Punktes und *mu*-Alarmpunktes. Andere
Bezeichnungen für diese Technik sind *yin-yang*-Therapie oder *mu-
shu*-Therapie. *Ou ci* ist eine der zwölf antiken Akupunkturmethoden.

Gemeinsames Stechen *(qi ci)*

Der Begriff *qi* bedeutet gemeinsam so wie die Zusammenarbeit eines
Teams. Drei Nadeln werden gemeinsam benutzt zur Verstärkung ihrer
Wirkung bei chronischen, tiefen, kalten Schmerzen in einem kleinen
umschriebenen Gebiet. Die erste Nadel wird in die Mitte des schmerzhaften Gebietes eingestochen, die beiden anderen Nadeln werden
seitlich davon inseriert. Die Technik *qi ci* wird auch manchmal *san qi*,
dreifaches Stechen genannt. Weil die Indikation ein chronisches bi-

Klassische Akupunkturtechniken

Syndrom mit Kälte ist, kombiniert man die Technik oft mit Moxibustion. Die Nadeln werden auch etwas länger liegen gelassen, weil es sich eben um eine Kälteeinwirkung handelt. Die Wirkung dieser tiefen Nadeltechnik mit mehreren Nadeln kann sehr stark für den Patienten sein, deshalb wird *qi ci* nicht häufig angewendet. Es ist eine der zwölf antiken Akupunkturmethoden für die zwölf Hauptmeridiane.

Leichtes Stechen *(yang ci)*

Diese Methode nennt man auch manchmal verstärkendes Stechen, weil man fünf Nadeln auf einmal benutzt. *Yang* bedeutet in diesem Fall oberflächlich oder leicht. Diese Form des leichten Stechens wird bei akutem Schmerz bei *bi*-Syndrom durch stagnierende Kälte angewendet, das oberflächlich liegt und eine größere Fläche betrifft. Der Einstich ist nur ein wenig tiefer als beim oberflächlichen Stechen und die Nadelstimulation leicht; man stimuliert entweder gar nicht oder nur sehr mild. Eine Nadel inseriert man in die Mitte der betroffenen Region, die anderen werden an die Ecken des betroffenen Gebietes gestochen.

Die Technik *yang ci* ist eine der zwölf antiken Akupunkturmethoden.

Kräftigendes Stechen *(bang ci)*

Die Technik *bang ci* besteht aus dem Einstich einer Nadel in einen Akupunkturpunkt, gefolgt von der schrägen Insertion einer zweiten Nadel in der Nähe in einer von zwei möglichen Arten. Die zweite Nadel wird entweder so mit der Stichrichtung auf die erste gerichtet, dass die Spitzen der zwei Nadeln sich begegnen oder sie wird schräg von der ersten Nadel weg gerichtet. *Bang* bedeutet wörtlich übersetzt „nahe". *Bang ci* wird als eine verstärkende Methode benutzt, wobei man eine zweite Nadel benutzt, um die Wirkung der ersten zu verstärken. *Bang* wird manchmal auch mit „zusätzlich" oder „doppelt" übersetzt, das bedeutet „zusätzliche Wirkung" oder „die Wirkung verdoppeln".

Man benutzt die Technik *bang ci* zur Behandlung von nicht sehr schweren chronischen Schmerzen in umschriebenen Gebieten. Patienten mit dieser Symptomatik sind häufig in einer Mangelsituation und haben geschwächte Körperfunktionen, deshalb wird eine Nadel zusätzlich verwendet, um die Wirkung der Behandlung zu verstärken. Zwei Beispiele sind für diese Technik typisch: die Behandlung von Di 15 *jianyu* zusammen mit 3E 14 *jianliao* bei Schmerzen der Schulter oder bei Bewegungseinschränkungen im Schultergelenk; auch die Behandlung der Extrapunkte *xiyan*, einem Paar von Punkten an den Seiten der Patellarsehne bei Schmerzen und Kälte im Knie.

Bang ci ist eine der zwölf Akupunkturmethoden für die zwölf Hauptmeridiane.

4. Bluten lassen

Man lässt Akupunkturpunkte bluten, um pathogene Hitze oder pathogenes *qi* zu entfernen. Bei Patienten mit Mangelsyndrom muss man hier besonders vorsichtig vorgehen.

Blutenlassen an den Verbindungsgefäßen *(luo ci)*

Bei der Methode *luo ci* akupunktiert man oberflächlich mit der dreikantigen Nadel. Manche Therapeuten benutzen heute auch eine dicke Akupunkturnadel anstelle der dreikantigen Nadel. Man sticht direkt unter die Hautoberfläche und in dort vorhandene Venen hinein, um so eine Blutung zu verursachen. Die Nadel wird direkt anschließend wieder entfernt und die Punktionsstelle etwas gequetscht, um eine kleine Menge Blut zu entfernen. Man wendet die Technik *luo ci* bei Erkrankungen mit hohem Fieber an, bei Manien, bei Halsschmerzen, bei einer lokalisierten Blutansammlung oder Schwellung, bei hohem Blutdruck, heftigen Kopfschmerzen oder bei geröteten und schmerzenden Augen. Es handelt sich dabei um eine der neun antiken Akupunkturmethoden, basierend auf der Anwendung der neun antiken Nadeln. Am Punkt *taiyang* lässt man bluten zur Behandlung von hohem Blutdruck oder bei einem Schlaganfall vom Überschusstyp. Am Punkt Bl 40 *weizhong* kann man mit dieser Methode schwere Rückenschmerzen behandeln. Auch bei toxischer Hitze im Blut, zum Beispiel bei einer Blutvergiftung oder bei gleichzeitigem Auftreten von Durchfall und Erbrechen kann man am Punkt Bl 40 *weizhong* bluten lassen. Auch die *jing*-Brunnenpunkte oder die Extrapunkte *shixuan* kann man bei Schlaganfall vom Überschusstyp bluten lassen. Mit Blutenlassen am Punkt Lu 5 *chize* behandelt man bei Bluthusten, und am Punkt Pk 3 *quze* bei Schmerzen im Thorax infolge von Blutkongestion. Die Ohrspitze ist ein Erfahrungspunkt, hier kann man bei geröteten und schmerzenden Augen bluten lassen oder auch bei hohem Fieber bei Kindern.

Manchmal kombiniert man die Methode *luo ci* mit Schröpfen über den akupunktierten Punkten, um so mehr Blut aus dem Punkt entfernen zu können.

Unterstützendes Akupunktieren *(zan ci)*

Ursprünglich diente die Methode *zan ci* dazu, Abszesse und Karbunkel zu behandeln, indem man die betroffene Region oberflächlich immer wieder mit einer dreikantigen Nadel punktierte, um so eine Blutung zu verursachen. Deswegen nennt man die Methode manchmal auch wiederholtes oberflächliches Punktieren. Die Bedeutung von *zan* ist unterstützen oder beistehen, in diesem Fall ist damit gemeint, dass die Technik dazu beitragen soll, oberflächliche pathogene Hitze zu entfernen. In der heutigen Zeit benutzt man die Methode *zan ci* zur Behandlung von Hautproblemen mit pathogener Hitze, z. B. bei Herpes Zoster.

Zan ci ist eine der zwölf antiken Akupunkturmethoden.

Den Leoparden stechen *(bao wen ci)*

Früher benutzte man die Technik *bao wen ci*, um kleine Gefäße bluten zu lassen und so stagnierendes Blut zu entfernen, zur Behandlung von Herzkrankheiten und Erkrankungen, die durch Verstopfung der Meridiane entstanden waren. Derzeit wird die Methode für Hautprobleme mit pathogener Hitze benutzt mit Symptomen wie roten Flecken, Juckreiz oder multiplen Abszessen. Die Technik entspricht der von *zan ci*, nur dass man dabei einen größeren Hautbezirk behandelt.

Den Leopard stechen hat diesen Namen bekommen, weil nach der Anwendung dieser Blutungstechnik die Haut regelrecht gefleckt aussieht. *Bao wen ci* ist eine der fünf antiken Akupunkturmethoden, sie wird mit dem Herzen, dem Herrscher über das Blut, in Verbindung gebracht.

Kräftig sedierendes Akupunktieren *(da xie ci)*

Kaum ein Akupunkteur im Westen hat Übung in dieser kräftigen Stichtechnik. Es handelt sich hier um eine der neun antiken Akupunkturmethoden, mit der man Eiter und Blut aus großen Abszessen, aus Furunkeln und Karbunkeln entfernt. Die antike Nadel, die man für die Technik *da xie ci* verwendete, hatte eine Form wie ein Schwert, die moderne Version dieser Nadel ähnelt eher einem chirurgischen Stichel.

5. Akupunkturmethoden, die den Meridianen folgen

Hier werden die Punkte entsprechend dem Meridianverlauf und der Symptomatologie der Organfunktionen ausgesucht.

Akupunktur von Meridianen *(jing ci)*

Es werden Punkte ausgewählt, die Blockierungen auf einem Meridian oder in der benachbarten Region auflösen, indem man die Stockung des Flusses oder die Obstruktion von *qi* oder Blut behandelt. Im Allgemeinen wird bei diesen Obstruktionen eine sedierende *xie*-Technik angewendet. *Jing ci* bezeichnet auch die Akupunktur von Punkten auf einem Meridian, der zu dem von der Krankheit betroffenen Organ gehört.

Ein Rezept zur Behandlung von verstopfter Nase und Atemschwierig-
keiten ist die Punktekombination von Di 20 *yingxiang* und Di 4 *hegu*.
Eine andere Vorschrift zur Behandlung von verstopfter Nase oder Entzündung der Nebenhöhlen ist Gb 15 *linqi* in Kombination mit dem
Extrapunkt *yintang*.

Ein Beispiel für die Anwendung von *jing ci* entsprechend dem
Meridian, der zum Organ gehört, ist die Akupunktur von Le 3 *taichong*
bei Kopfschmerzen in der Scheitelgegend und bei Kopfschmerzen in
den Augen.

Die Methode der Akupunktur auf den Meridianen ist eine der neun
antiken Akupunkturmethoden, die auf der Benutzung der neun antiken Nadeln beruht.

Transportierendes Stechen *(shu ci)*

Zwei unterschiedliche Arten der Methode *shu ci* sind bereits bei den
tiefen Stichtechniken erwähnt worden. Die Methode, die jetzt gemeint
ist, bedeutet Akupunktur von Punkten, die ihre Wirkung direkt zu den
zugehörigen Organen transportieren. Ursprünglich wurden bei dieser
Methode die fünf *shu*-Punkte an den Extremitäten distal von Ellenbogen und Knien sowie die Rücken *shu*-Punkte auf dem Blasenmeridian
gewählt. Später nahm man auch die unteren *he*-Meerpunkte, die
yuan-Quellpunkte und die *xi*-Grenzpunkte in die Technik auf, denn
Akupunktur dieser Punkte wirkt direkt auf das zugehörige Organ. Die
Methode *shu ci* gehört zu den neun antiken Stichmethoden.

Stechen mit *yin*-Charakter *(yin ci)*

Zunächst benutzte man die Technik *yin ci* bei Synkopen vom Kältetyp,
mit Symptomen extremer Kälte des Körpers, z. B. kalten und gefühl-
losen Extremitäten, einer blassen oder grauen Gesichtsfarbe, mit
anhaltenden Bauchschmerzen, bei denen der Patient nicht gerade
liegen kann. Der Puls ist dabei tief, langsam und so schwach, dass
er kaum zu tasten ist. Kollapssymptomatiken, der allgemeine Zu-

sammenbruch der Körperkraft oder der Gesundheit, wodurch einige Körperfunktionen stillstehen, sind nach der Chinesischen Medizin mit einem Kollaps von *yin* assoziiert, denn es ist der ernährende Aspekt von *yin*, der den *yang*-Anteil der Körperfunktionen aufrechterhält.

Die Niere ist der Ursprung von *yin* und *yang* des ganzen Körpers. Die Methode *yin ci* benutzt nur einen einzigen Akupunkturpunkt, den Punkt N 3 *taixi* auf beiden Seiten. Weil der Patient sehr schwach ist, stimuliert man nur sehr mild, bis man soeben das *qi*-Gefühl erreicht. Sehr ungewöhnlich bei dieser Methode ist die Behandlungsdauer: Man belässt die Nadeln von einer halben Stunde aufwärts bis zu drei Stunden. *Taixi* ist der einzige Akupunkturpunkt, der auch bei einer so langen Behandlungszeit noch tonisierend wirkt.

Yin ci wird heute bei jeder Form allgemeiner Schwäche angewendet und mit anderen Punkten zusammen in Behandlungsregimen bei vielen Erkrankungen benutzt. Bei allgemeinem Schwitzen, dessen Ursache nicht bekannt ist, kombiniert man N 3 *taixi* mit Di 4 *hegu*. Die Punkte Ma 36 *zusanli* und N 3 *taixi* werden gemeinsam bei schwachen Patienten mit hohem Blutdruck akupunktiert. Die Niere steht in enger Beziehung zum Herzen, und man kann N 3 *taixi* zusammen mit Pk 6 *neiguan* auch bei Herzerkrankungen anwenden. Schlaflosigkeit deutet auf ein Problem des Herzens hin, und so ist die Kombination von N 3 *taixi*, Pk 6 *neiguan* und H 7 *shenmen* hier bewährt. Immer wenn man bei einer Behandlung die Nadeln lange liegen lassen muss, kann man die Verschreibung mit *yin ci* erweitern.

Yin ci ist eine der zwölf antiken Akupunkturmethoden in die zwölf Hauptmeridiane.

6. Akupunktur unterschiedlicher Punkte

Hierbei werden verschiedene Akupunkturpunkte benutzt, die vom Ort der Erkrankung entfernt liegen. Die Punktauswahl wirkt dabei manchmal ungewöhnlich, weil die Lokalisierung der Punkte keinen Bezug zur Erkrankung zu haben scheint.

Akupunktur von Fernpunkten *(yuan dao ci)*

Yuan bedeutet weit entfernt. Bei der Technik *yuan dao ci* wählt man Punkte aus, die weit entfernt vom Ort der Erkrankung liegen. Bei Problemen im unteren Teil des Körpers kann man Punkte am oberen Teil auswählen und umgekehrt. Akupunkturpunkte, die distal von Ellenbogen und Knie liegen, sind im Allgemeinen die wirksamsten Punkte bei Problemen am Rumpf oder am Kopf.

Einige Beispiele: Akupunktur von LG 20 *baihui* bei allen Formen des Vorfalles innerer Organe oder bei gastrointestinalen Schmerzen; Le 1 *dadum* bei Hernien, Orchitis oder bei Menorrhagie; Lu 5 *chize* bei Husten oder Asthma; N 1 *yongquan* bei Kopfschmerzen in der Scheitelgegend und bei komatösen Zuständen; Di 3 *houxi* bei Schmerzen im Hypochondrium oder bei Ischiasschmerzen; LG 16 *fengfu* bei Schmerzen oder motorischen Schwierigkeiten in den Beinen. Di 4 *hegu* ist der Meisterpunkt für Kopf und Gesicht und einer der wichtigsten Punkte, die man in Erwägung ziehen muss, wenn man eine Punkteverschreibung für Kopfschmerzen, Problemen mit den Nebenhöhlen, Gesichtslähmung, Zahnschmerzen oder bei Schwindel aufstellen möchte.

Die Technik der Akupunktur von Fernpunkten ist eine der neun antiken Akupunkturmethoden auf der Grundlage der Benutzung der neun antiken Nadeln.

Große Akupunkturmethode *(ju ci)*

Diese Akupunkturtechnik ist hauptsächlich dann indiziert, wenn ein Problem auf der einen Seite des Körpers sich abspielt, der abnorme Puls sich aber auf der anderen Seite findet. Normalerweise ist der Puls auf derselben Seite wie die Erkrankung oder das Problem ist pathologisch. Die Änderung der Pulslage deutet darauf hin, dass das Problem sich auf die andere Seite bewegt. Wenn eine Erkrankung auf der rechten Seite ist, aber der Puls der linken Seite die Pathologie anzeigt, dann soll man auf der linken Seite akupunktieren.

Man akupunktiert bei der Technik *ju ci* mit *bu*-Tonisierung und *xie*-Sedierung je nachdem, ob man einen Überschuss oder einen Mangel findet. Findet man beispielsweise eine Schwäche der rechten Seite, kann man die linke mit *xie* sedierender Technik behandeln, um so die beiden Seiten des Körpers auszubalancieren. Die Anwendung der Technik *ju ci* zur Herstellung des Gleichgewichts zwischen den beiden Seiten des Körpers, hat sich so weiterentwickelt, dass man heute auch Punkte auf der Gegenseite der Erkrankung zusätzlich auswählt, wenn der abnorme Puls auf der selben Seite wie die Erkrankung ist, zum Beispiel bei Patienten mit Schlaganfall. Bei der Technik *ju ci* werden aber nur Punkte auf den *jing mai*, also den zwölf Hauptmeridianen und den acht Extrameridianen ausgewählt. Schmerzpunkte *ashi* werden nicht benutzt.

Es handelt sich um eine der neun antiken Akupunkturmethoden.

Die eigentümliche Akupunkturmethode *(miu ci)*

Die Methode *miu ci* wird dann ausgewählt, wenn man akute Symptome findet, aber der Puls sich noch nicht verändert hat. Das deutet darauf hin, dass es sich noch um ein oberflächliches Problem handelt und nicht um eine ernste Sache. Im Gegensatz zu der großen Akupunkturmethode *ju ci*, bei der man Nadeln in Punkte der *jing mai* akupunktiert, sticht man bei der eigentümlichen Methode *miu ci* in *luo*-Passagepunkte oder entlang der *luo mai* Verbindungsmeridiane. Bei *miu ci* kann man auch die schmerzhaften Punkte *ashi* benutzen. Ebenso wie bei der großen Akupunkturmethode *ju ci* sticht man bei *miu ci* auf der gegenüberliegenden Seite des Problems.

Die Methode wurde deswegen eigentümlich genannt, weil die Nadelposition aus der Sicht des Patienten seltsam erschien. Es mutet in der Tat etwas merkwürdig an, wenn man zum Beispiel zur Behandlung eines geschwollenen und schmerzhaften Knöchels nach einer akuten Verstauchung die Nadeln in den gesunden Knöchel akupunktiert – und genau dies passiert bei der Technik *miu ci*.

Heute benutzt man bei der Methode *miu ci* auch die *jing*-Brunnenpunkte und man kann auch kleine oberflächliche Venen bluten lassen, um lokale Stagnationen zu entfernen.

Andere Techniken

Durchgreifendes Akupunktieren von Punkt zu Punkt *(tou ci)*

Die Besonderheit der Technik *tou ci* liegt in der Anwendung von wenigen Einstichstellen zur Akupunktur, wobei die Nadel durch zwei oder mehr Akupunkturpunkte oder Meridiane hindurch geführt wird. Die Spitze der Nadel darf niemals die Haut durchstechen, während man sie von Punkt zu Punkt vorschiebt, denn dann werden nicht nur die therapeutischen Effekte nicht erreicht, sondern es kann auch normales *qi* verloren gehen. Die Stimulation bei dieser Methode ist stark und das Nadelgefühl kräftig. Die Methode *tou ci* hängt eng zusammen mit zwei der neun antiken Nadeln, der langen Nadel und der großen Nadel. Man kennt die Technik schon seit neolithischen Zeiten, als man noch mehr darauf achten musste, möglichst gute Ergebnisse mit ganz wenigen Nadeln zu erreichen. Heute benutzt man die Technik *tou ci* oft zur Behandlung von Lähmungen und Taubheitsgefühlen.

Wenn man einen größeren therapeutischen Erfolg mit einer Nadel erreichen will, kann man am Punkt Pk 6 *neiguan* durchstechen bis auf die andere Seite des Unterarmes in den Punkt 3E 6 *waiguan*. Pk 6 *neiguan* ist ein sehr starker Punkt und für manche Patienten ist das Nadelgefühl einfach zu viel. Dann kann man den gleichen therapeutischen Erfolg auch ohne dieses starke Nadelgefühl erreichen, wenn man die Nadel auf der anderen Seite des Unterarmes, im Punkt 3E 6 *waiguan* einsticht und bis Pk 6 *neiguan* durchsticht.

Der Punkt H 7 *shenmen* ist ein wichtiger Punkt zur Behandlung von Herzerkrankungen. Man kann seine Wirkung dadurch verstärken, dass man die Nadel von H 7 *shenmen* bis zu Pk 7 *daling* durchsticht. Verbessert wird diese Art der Technik *tou ci* noch weiter, wenn man die

Nadel unter die ulnare Seite der Sehne des Musculus flexor carpi ulnaris inseriert.

Überschusserkrankungen der Leber können am Punkt N 1 *yongquan* behandelt werden. Weil das aber einer der empfindlichsten Punkte am Körper ist, kann man auch stattdessen vom Punkt Le 3 *taichong* bis zum Punkt N 1 *yongquan* durchstechen.

Eine Behandlung zur Kräftigung von *yin* und *yang* der Niere gleichzeitig kann man dadurch erzielen, dass man horizontal eine Nadel von Bl 23 *shenshu* bis zu LG 4 *mingmen* legt.

Ein Einstich am Punkt Bl 1 *jingming*, der auch ein sehr empfindlicher Punkt ist, kann den Patienten ängstigen, weil der Punkt sehr nahe beim Auge liegt. Eine wirksame Alternative zum senkrechten Einstich an Bl 1 *jingming* ist die Annäherung an den Punkt von Bl 2 *zhanzu* aus mit der Technik *tou ci*.

Stechen mit der Flammennadel *(cui ci)*

Es ist sehr unwahrscheinlich, dass ein Therapeut außerhalb Chinas die Technik mit der Flammennadel *cui ci* durchführt. Diese Technik gehört zu den neun antiken Akupunkturmethoden und basiert auf dem Gebrauch der neun antiken Nadeln. Ursprünglich benutzte man diese Methode zur Behandlung von Taubheitsgefühlen und Kälte in den Knochen. Die Anweisung des *Nei Jing* lautet: „Zuerst muss man die Nadel im Feuer erhitzen, bis sie rot wird, dann sticht man sie ein, um Kälte oder Taubheit zu behandeln." Die Nadel, die man bei dieser Technik benutzt, ist etwa drei bis fünf *cun* lang und einen halben bis einen Millimeter im Durchmesser dick. In antiken Zeiten war die Nadel aus Kupfer, weil dieses Material die Hitze gut leitet. Die Nadel wurde über einem brennenden Stück Kohle erhitzt, bis sie rotglühend war, und dann schnell am Akupunkturpunkt bis in die erwünschte Tiefe eingestochen und sofort wieder herausgezogen. Der Handgriff der Originalnadel war aus Bambus oder Knochen gefertigt, um die Finger des Akupunkteurs vor der Hitze zu schützen. Heutzutage werden die Flammennadeln hauptsächlich zur Behandlung von Lymphadenitis, Karbunkeln, Elephantiasis und Abszessen benutzt. Man soll die Nadel nicht zu tief einführen. Es ist nicht ratsam, diese Technik *cui ci* in Gebieten mit vielen Blutgefäßen anzuwenden und auch nicht am Rumpf, ausschließlich an den Extremitäten.

Es gibt auch eine Flammennadel, mit der man oberflächlich die Haut beklopfen kann. Die Anzahl der Nadeln im Hammerkopf variiert dabei zwischen drei und neun. Die Nadelspitzen auf dem Hammer sind feiner als die bei der Flammennadel zum Akupunktieren, aber dicker als bei einer normalen Hautnadel. Diese oberflächliche Technik wird oft bei rheumatischen Schmerzen angewendet, bei Gelenkschmerzen, die nicht allzu tief sitzen und bei einigen hartnäckigen Problemen der Haut wie z. B. Skabies (Milbeninfektion) oder Psoriasis. Man kann auch bei Kälte oder Taubheit der Haut oder im Muskel damit arbeiten und beklopfen. Wenn das betroffene Gebiet nicht allzu groß ist, kann man aber auch eine einzelne kurze Flammennadel einstechen und sofort wieder herausziehen. Wenn man die Haut mit der oberflächlichen Flammennadel beklopft, dann darf man das weder zu leicht tun, weil man dann keine Wirkung erzielt, aber auch nicht zu heftig, weil man dann Verbrennungen erzeugen würde.

Kombinierte Akupunkturtechniken

Häufig benutzt man nicht nur eine Akupunkturtechnik, sondern kombiniert lieber einige, um so den Bedürfnissen des Patienten besser zu entsprechen.

Der Punkt Ma 38 *tiaokou* ist ein Fernpunkt für Schulterschmerzen und bei Schwierigkeiten, den Arm im Schultergelenk zu abduzieren. Es kann vorkommen, dass die Akupunktur am Punkt Ma 38 in normaler Stichtiefe von etwa einem *cun* nicht wirksam genug ist, dann kann man die Behandlung verstärken, indem man die Technik der Behandlung mit Fernpunkten *yuan dao ci* kombiniert mit der Technik der durchgreifenden Akupunktur von Punkt zu Punkt *tou ci*. Dabei schiebt man in der Tiefe die Nadel bis zum Punkt Bl 57 *chengshan* vor.

Schmerzen an der Ferse behandelt man am Punkt Pk 7 *daling*, den man auf der dem Schmerz gegenüberliegenden Seite akupunktiert. Dies ist eine Kombination von Akupunktur eines Fernpunktes *yuan dao ci* mit der großen Akupunkturmethode *ju ci.*

Jing ci, die Akupunktur von Meridianpunkten, um eine Blockade entlang eines Meridians und in seiner Umgebung zu beseitigen, allein hat sicherlich keine ausreichende Wirkung bei der Behandlung von Migränekopfschmerzen. Die Akupunktur einer Nadel vom Punkt *taiyang* durchgestochen bis Gb 8 *shuaigu* kombiniert die Technik *jing ci* mit durchgreifender Akupunktur von Punkt zu Punkt *tou ci.* Sticht man außerdem noch Gb 41 *linqi* als einen weiteren Fernpunkt, hat man drei Akupunkturtechniken kombiniert und nur zwei Nadeln benutzt.

Ein weiteres Beispiel für die Kombination von Techniken zeigt die Behandlung eines 35-jährigen Patienten, der im Alter von 13 Jahren rheumatisches Fieber bekam und seither an allgemeiner Erschöpfung litt. Er kam zur Behandlung von Schmerzen in der linken Hand und im linken Unterarm, die kontinuierlich bestanden und so heftig geworden waren, dass er während der Nacht mehrere Male erwachte. Seine Gesichtsfarbe war blass und fahl, die Stimme leise, und seine Pulse waren langsam, tiefliegend und schwach. Da der Patient offensichtlich schwach war, sollte der Behandlungsplan möglichst nur aus einer Nadel bestehen. Eine dünne Nadel wurde am betroffenen Arm vom Punkt 3E 5 *waiguan* durchgestochen bis zum Punkt Pk 6 *neiguan*, und dabei fühlte der Patient lediglich ein wenig die Anwesenheit der Nadel. Da die Antwort auf die Akupunktur nur gering war, konnte die Technik der durchgreifenden Akupunktur von Punkt zu Punkt mit der Technik des kräftigen Stechens *bang ci* kombiniert werden. Dazu wurde eine zweite Nadel nahe bei der ersten und in einem Winkel zu ihr so eingestochen, dass die Spitze der zweiten Nadel am Punkt Pk 5 *jianshi* endete. Dann erst fühlte der Patient ein *qi*-Gefühl bis zur Hand und entlang dem Unterarm bis zum Brustkorb. Als der Patient am nächsten Tag wieder zur Behandlung kam, waren seine Schmerzen geringer geworden und er hatte die Nacht nach der Behandlung ungestört schlafen können.

Die verschiedenen Stichtechniken bei der Akupunktur in Kombination mit den unterschiedlichen Arten, die Nadeln zu manipulieren (*bu, xie* und ausgeglichene Techniken) sind gut geeignet, um mit einer breiten Palette klinischer Anwendungen zurechtzukommen. Veränderungen durch unterschiedliche Konfigurationen dieser verschiedenen Methoden werden nur durch die Kenntnis und den Erfindungsreichtum des Akupunkteurs eingeschränkt.

Tabelle 7/4a

Sechs unterschiedliche Arten von Stichtechniken entsprechend den Angaben des Nei Jing

1. Oberfläch-liches Einstechen	Haarfeines Stechen	*mao ci*	9 Nadeln
	Zur Hälfte stechen	*ban ci*	5 *zang*
	Schwebendes Stechen	*fu ci*	12 Methoden
	Gerade hineinstechen	*zhi ci*	12 Methoden
2. Tiefes Einstechen	Geteiltes Stechen	*fen ci*	9 Nadeln
	Kurzes Stechen	*duan ci*	12 Methoden
	Transportierendes Stechen	*fu ci*	12 Methoden
	Den Knochen stechen	*shu gu ci*	5 *zang*
	Das Gelenk stechen	*guan ci*	5 *zang*
3. Mehrfaches Einstechen	Entspannendes Stechen	*hui ci*	12 Methoden
	Nachspürendes Stechen	*bao ci*	12 Methoden
	Stechen im Tal	*he gu ci*	5 *zang*
	Gleichmäßiges Stechen	*ou ci*	12 Methoden
	Gemeinsames Stechen	*qi ci*	12 Methoden
	Leichtes Stechen	*yang ci*	12 Methoden
	Kräftigendes Stechen	*bang ci*	12 Methoden
4. Bluten lassen	Stechen von Verbindungsgefäßen	*luo ci*	9 Nadeln
	Unterstützendes Stechen	*zan ci*	12 Methoden
	Stechen wie ein Leopard	*bao wen ci*	5 *zang*
	Kräftiges Stechen	*da xie ci*	9 Nadeln
5. Akupunktur-methoden, die den Meridianen folgen	Stechen von Meridianen	*jing ci*	9 Nadeln
	Stechen der *shu*-Punkte	*shu ci*	9 Nadeln
	Stechen mit *yin*-Charakter	*yin ci*	12 Methoden
6. Akupunktur unterschied-licher Punkte	Akupunktur von Fernpunkten	*yuan dao ci*	9 Nadeln
	Große Akupunkturmethode	*ju ci*	9 Nadeln
	Eigentümliche Akupunkturmethode	*miu ci*	

Tabelle 7/4b

Andere Techniken

Durchgreifendes Akupunktieren von Punkt zu Punkt	*tou ci*	*
Stechen mit der Flammennadel	*cui ci*	9 Nadeln

Bu, xie und ausgeglichene Techniken

Bu und *xie*

Sobald man Punkte für eine Verschreibung ausgewählt hat, wird die Behandlung mit der entsprechenden Technik durchgeführt. Es stehen so viele verschiedene Techniken zur Auswahl, dass es schwierig scheint, die richtige auszuwählen. Es gibt einerseits die neun antiken Nadeln, die zwölf unterschiedlichen Techniken für die Hauptmeridiane, die Akupunkturmethoden in Verbindung mit den fünf *zang*-Organen und andererseits andere Techniken, die noch nicht erwähnt wurden. Außerdem können die meisten dieser antiken Akupunkturmethoden mit tonisierender *bu*- oder sedierender *xie*-Technik oder aber mit einer Kombination von *bu* und *xie* stimuliert werden. Es stellt sich dann in der Praxis die Frage, welche Manipulationsform man anwenden soll: ausschließlich *bu* oder *xie*, oder zuerst *bu* und dann *xie*, beziehungsweise zuerst *xie* und dann *bu*, oder aber, ob man eine ausgeglichene Stimulationsmethode wählen soll *(ping bu ping xie)*.

Weil man so viele Faktoren im Gedächtnis behalten muss, ist es hilfreich, die Dinge so einfach wie möglich zu halten. Das *Nei Jing* empfiehlt, die richtige Manipulationstechnik nach der Diagnose zu bestimmen. Theoretisch liegt die hauptsächliche Ursache von Erkrankungen in der Imbalance von *yin* und *yang* und deshalb ist der allgemeine Behandlungsplan der, den ganzen Körper auszubalancieren und nicht nur die Symptome zu behandeln. Findet man einen Überschuss *shi*, dann ist der pathogene Einfluss stark und wenn man einen Mangel *xu* hat, bedeutet das, dass das *qi* des Patienten gegenüber dem Normalzustand vermindert ist. Chronische Erkrankungen bedeuten, dass die Abwehrkraft vermindert ist, akute Erkrankungen hingegen entstehen durch den Einfluss von pathogenen Faktoren. Diese pathogenen Faktoren können zwei Charaktere haben: *shi* oder *xu*. Außerdem können sie innerlich oder äußerlich sein. Ein Beispiel für ein *shi*-Pathogen ist das gleichzeitige Auftreten von Schmerzen und Schwellung. Zwei Beispiele für *xu*-Pathogene sind Taubheitsgefühle und Juckreiz des ganzen Körpers ohne erkennbare Ursache. Innere pathogene Faktoren entstehen aus geistigen oder emotionalen Einwirkungen, wie zum Beispiel durch einen plötzlichen emotionalen Schock. Pathogene Faktoren unterschiedlicher Ursache können eine von Millionen körperlichen Antworten hervorrufen, je nachdem, welche Anfälligkeit für Krankheiten der Patient hat. Das stimmt wieder mit der Aussage aus dem *Nei Jing* überein: Dort wo ein Mangel herrscht, kann sich das Pathogen ansiedeln.

Bei Mangelsituationen *xu* muss der Behandlungsplan das *qi* des Patienten kräftigen. Bei Überschusserkrankungen *shi* soll der Behandlungsplan vorsehen, den Überschuss von pathogenen Faktoren zu reduzieren. In *Nei Jing* wird dies präzise so ausgedrückt: „Bei Mangel füge hinzu, bei Überschuss entferne." Der klassische chinesische Begriff für „hinzufügen" *(ji)* ist synonym mit *bu* tonisieren. Der Begriff *duo* bedeutet wegnehmen und ist synonym mit *xie* sedieren. Diese klassischen Begriffe *ji* und *duo* werden in der modernen medizinischen Terminologie nicht benutzt. Sie wurden vollständig durch die Begriffe *bu* und *xie* ersetzt.

Entsprechend einem Grundsatz des *Nei Jing* sind von allen möglichen Akupunkturtechniken die beiden Wichtigsten die Manipulationsmethoden *bu* und *xie*. Der Sinn der tonisierenden Manipulation *bu* liegt darin, den Patienten so zu kräftigen, dass er einen reichhaltigen Vorrat an *qi* besitzt. Das verursacht einen Schub des *qi* nach oben und außen, etwa so, als ob man ein Gefäß bis zum Überlaufen auffüllt. Als Ergebnis der Manipulation *bu* wird der Mangel des Körpers an Vitalkraft korrigiert und die Abwehrkraft des Körpers gestärkt. Der Nutzen einer sedierenden Manipulation *xie* liegt darin, dass die Pathogene vermindert werden und der Überschuss an pathogenen Faktoren ausgeleitet wird.

Drei wichtige Details muss man im Kopf behalten, wenn man eine Manipulation *bu* oder *xie* anwenden möchte. Das eine Detail betrifft die relative Kraft der Manipulation, das zweite die Länge der Behandlung, das dritte die Methode oder spezielle Technik, die angewendet wird. Von diesen dreien ist die relative Kraft der Manipulation das wichtigste Detail. Tonisierung *bu* ist eine milde Behandlung, bei der die Nadeln eine angemessene Zeit liegen bleiben, aber in der Regel nicht länger als fünfzehn Minuten. Diese Methode eignet sich für schwache Patienten. Sedierung *xie* ist im Allgemeinen mit einer starken Behandlung assoziiert, unabhängig davon, ob die Nadeln kurzfristig oder länger liegen bleiben. *Xie* ist eher bei akuten Problemen indiziert, bei Überschuss und bei Schmerzen. Schmerzen deuten immer auf eine Blockade oder Obstruktion hin, deshalb wird hier eine vergleichsweise kräftigere Behandlung benötigt, in manchen Fällen sogar bis zum Blutenlassen von Akupunkturpunkten, damit man die normale Zirkulation wieder herstellen kann.

Man kann allgemein feststellen, dass der Sinn von Manipulationstechniken darin liegt, das Gleichgewicht von *yin*- und *yang*-Funktionen des Körpers wieder herzustellen, und außerdem den normalen Fluss von *qi* und Blut in den Meridianen und Verbindungsgefäßen zu fördern. Man muss aber im Kopf behalten, dass bei jeder Technik erst das Ankommen des *qi*-Gefühls erreicht werden soll, bevor man die Technik erfolgreich anwenden kann. Eine weitere wichtige Überlegung ist die, Risiken für den Patienten zu vermeiden. Berühmte Ärzte wie Hua Tuo haben gelehrt, wie man vorsichtig akupunktieren und doch ausgezeichnete Ergebnisse erzielen kann.

Zwölf unterschiedliche Methoden zu tonisieren und zu sedieren

Im Ling Shu werden alle Methoden des Tonisierens *bu* und des Sedierens *xie* zusammengefasst. Vier Paare werden als die wichtigsten aufgeführt. Sie gründen sich auf folgende Grundbedingungen:

1. Die Atmung

2. Die Geschwindigkeit, mit der die Nadeln eingestochen und herausgezogen werden.

3. Das Offenhalten und Verschließen der Akupunkturpunkte, wenn die Nadeln herausgezogen werden.

4. Die Stärke der Behandlung.

Da das Ling Shu diese Methoden für die Wichtigsten hält, werden sie zuerst diskutiert.

Stark und sanft

Auch wenn es unterschiedliche Ansichten darüber gibt, was eine Sedierung oder eine Tonisierung darstellt und die verschiedenen Akupunkturrichtungen darüber unterschiedlicher Meinung sind, so sind sich doch die meisten darin einig, dass eine kräftige Stimulierung eine sedierende *xie* und eine sanfte Stimulierung eine tonisierende *bu*-Technik bewirken. Im Ling Shu heißt es: „Wenn die Pulsdiagnose Hinweise darauf gibt, dass das *qi* in den Meridianen schwach ist, muss man dem folgen und es wieder herstellen *(ji)*." Der Begriff „folgen" bedeutet hier soviel wie „an der Diagnose Mangelzustand festhalten", also eine milde Behandlung anwenden. Wie wir schon festgestellt haben, ist der Begriff *ji*, wiederherstellen, synonym mit tonisieren *bu*.

Im Gegensatz dazu heißt die Anweisung des Ling Shu: „Wenn die Pulsdiagnose Hinweise darauf gibt, dass es in den Meridianen einen Überschuss an *qi* gibt, muss man dem ins Auge sehen und etwas wegnehmen *(duo)*". „Dem Überschuss ins Auge sehen" bedeutet soviel wie „entgegentreten und mit aktiven Mitteln überwinden". Man überwindet oder beherrscht den Überschuss mit starken Techniken. *„Duo"* bedeutet hier mehr als nur „wegnehmen", es ist ein gewaltsames Nehmen gemeint.

Zudecken und aufdecken bzw. geschlossen und offen

Bei der zweiten meistbenutzten Methode von *bu* und *xie* werden beim Herausnehmen der Nadel die Akupunkturpunkte mit der haltenden Hand entweder zugedrückt (geschlossen) oder nicht gedrückt (offen gelassen). Lässt man den Punkt offen oder unbedeckt, so handelt es sich um eine sedierende Technik, denn man erlaubt dem pathogenen *qi*, aus dem Loch herauszuströmen, wenn die Nadel entfernt wird. Nach dem *Nei Jing* wird bei dieser Technik die Nadel beim Herausziehen etwas geschwenkt. So kann man noch mehr pathogenes *qi* mit der Nadel ausleiten. Drückt man mit der haltenden Hand aber den Akupunkturpunkt zu, sobald die Nadel herausgezogen wurde, so handelt es sich um eine tonisierende Technik, weil man so dazu beiträgt, dass das Lebens-*qi* erhalten wird und nicht entweichen kann.

Schnell und langsam

Hier ist die grundlegende Überlegung, dass das *qi* sich leicht in dieselbe Richtung bewegen lässt, wenn die Nadel langsam bewegt wird. Wenn die Nadel schnell bewegt wird, kann das *qi* nicht so schnell mithalten.

Der Sinn einer Sedierung liegt darin, das pathogene *qi* nach oben an die Körperoberfläche und aus dem Körper heraus zu bewegen, um es so zu zerstreuen. Sedieren mit der Methode langsam und schnell bedeutet, dass man nach dem Erreichen des Nadelgefühls *de qi* die Nadel schnell noch weiter bis zur erwünschten Tiefe hineinsticht und langsam wieder herauszieht. Dies kann man am Anfang einer Akupunktur bei der Platzierung der Nadel tun oder am Ende, wenn man die Nadel herauszieht, und man kann auch Techniken anwenden, bei denen man mehrmals die Nadel hebt und senkt während sie noch liegen bleibt.

Eine antike Bedeutung von *bu* ist „hinzufügen". Der Sinn einer tonisierenden Technik liegt darin, das *qi* zu ergänzen bis zu einem Füllungszustand, der der Gesundheit zuträglich ist. Schnell und langsam bedeutet bei der Tonisierung, dass man die Nadel langsam hineinführt und schnell wieder herauszieht, oder dass man bei der Technik des Hebens und Senkens der Nadel während der Liegezeit der Nadeln diese langsam senkt und schnell hebt. Das langsame Einstechen bewirkt ein Ergänzen des *qi*, etwa so, wie man Flüssigkeiten in einen Behälter schüttet, um ihn aufzufüllen. Indem man die Nadel dann schnell und leicht nach oben zieht, verhindert man das Entweichen des lebenswichtigen *qi*.

Die Atmung

Das Verhältnis der Atmung zum Fluss des *qi* in den Meridianen ist die Grundlage, auf der man die Atmung als Prinzip für eine sedierende oder tonisierende Technik benutzen kann. Wir haben schon in Kapitel 2 festgestellt, dass jede vollständige Ein- und Ausatmung das *qi* und das Blut in den Meridianen um sechs *cun* weiter bewegt. Zusätzlich haben Einatmung und Ausatmung unterschiedliche Auswirkungen auf das *qi* in den Meridianen, was wir wiederum zum Zweck von *bu* oder *xie* ausnutzen können.

Sedieren wird dadurch erzielt, dass man die Nadel einsticht und das *qi*-Gefühl dann erreicht, wenn der Patient beginnt, einzuatmen. Wenn das *qi* nicht beim ersten Einstechen der Nadel gleich erreicht werden kann, muss der Akupunkteur den nächsten Atemzyklus abwarten und wieder versuchen, in der Einatmung das *qi* zu erreichen. Einatmen hält das *qi* an seinem Platz in den Meridianen, und dies ermöglicht, dass das pathogene *qi* von dem *qi* ergriffen wird, welches sich um die Nadel herum ansammelt. Wenn pathogenes *qi* in dieser Weise eingefangen wird, kann man es reduzieren. Die Nadel wird mit dem Anfang der Ausatmung gleichzeitig herausgezogen und muss bei Ende der Ausatmung vollständig entfernt sein. Die Ausatmung unterstützt das Ausleiten des pathogenen *qi*.

Tonisierung wird dadurch erreicht, dass man die Nadel einführt und ein *qi*-Gefühl erreicht, während der Patient ausatmet. Dann nimmt man die Nadel in der Einatemphase heraus. Die Ausatmung unterstützt die Elimination von unbrauchbarem *qi* und trägt dazu bei, dass mehr normales *qi* in die Meridiane fließt. Daher ist es sehr hilfreich, die Nadel in der Ausatmung einzuführen, um so mehr normales *qi* in die Meridiane zu bringen und das *qi* zum Erblühen zu bringen. Weil die Einatmung das *qi* am Platz innerhalb der Meridiane erhält, kann man lebenswichtiges *qi* in den Meridianen halten, wenn man die Nadel in der Einatmung herauszieht. Dadurch verhindert man, dass *qi* aus dem Meridian entweicht, wenn man die Nadel herauszieht.

Heben und Senken

Heben und Senken der Nadel zum Tonisieren oder Sedieren stellt eine Kombination von zwei Methoden dar, die schon beschrieben wurden: Stark und sanft sowie schnell und langsam.

Die tonisierende Methode *bu* besteht darin, die Nadel leicht und schnell zu heben und sie langsam zu senken. Es wird ein etwas stärkerer Stimulus angewendet, wenn die Nadel gesenkt wird, als wenn sie gehoben wird, aber die Stimulierung bleibt mild.

Die sedierende Methode *xie* besteht aus schnellem Hineinstechen und langsamem Heben der Nadel. Die Stimulation bei beiden Bewegungen ist kräftig.

Die drei Ebenen

Akupunkturpunkte besitzen drei Ebenen der Stichtiefe: die obere *tian* oder der Himmel, die mittlere *ren* oder der Mensch und die tiefe *di* oder die Erde. Die verschiedenen Methoden, mit denen man die Nadeln durch diese Ebenen einführt zusammen mit verschiedenen Formen von Stimulation auf den drei Ebenen können zusammen entweder eine tonisierende *bu*- oder eine sedierende *xie*-Technik ergeben.

Drei Ebenen abwärts zu stechen heißt im Chinesischen *shao shan huo* oder „den ganzen Berg in Flammen setzen". Früher benutzte man diese Technik dazu, das *yang* bei Kältesymptomen anzuheben. Heute gilt sie als eine tonisierende *bu*-Technik zur Behandlung unterschiedlicher Probleme. Nach dem Einstechen und Erreichen des Nadelgefühls führt man die Nadel auf die erste Ebene *tian*. Dort pausiert man kurz und dreht sie rückwärts und vorwärts, um den Akupunkturpunkt leicht zu stimulieren. Dann inseriert man weiter auf die mittlere Ebene *ren* und manipuliert kurz, und zum Schluss führt man die Nadel bis in die tiefe Ebene *di* und stimuliert dort. Die Nadel wird Ebene für Ebene schrittweise nach innen geführt und dann bis zur ersten Ebene in einer einzigen leichten und schnellen Bewegung angehoben. Wenn sie in Höhe der ersten Ebene angekommen ist, kann die ganze Folge wiederholt werden, solange der Therapeut es für erforderlich hält.

Drei Ebenen nach oben heißt auf Chinesisch *tou tian liang* oder „der ganze Himmel wird kühl". Ursprünglich wurde diese Methode zur Behandlung von Erkrankungen mit Hitze benutzt, auch zum Beispiel bei hohem Fieber. Sobald man am *qi*-Gefühl angekommen ist, wird die Nadel bis auf die tiefe Ebene gestochen. Dann wird sie schrittweise Ebene für Ebene angehoben und auf jeder Ebene wird der Akupunkturpunkt kurz stimuliert. Die Abfolge kann wiederholt werden, wobei jedesmal die Nadel schnell auf die tiefe Ebene eingestochen wird und langsam Ebene für Ebene wieder angehoben wird. Um die sedierende Eigenschaft dieser Methode noch zu betonen, kann die Stimulierung kräftig sein.

Ursprünglich wurden die Methoden der drei Ebenen nach oben und der drei Ebenen nach unten zur Behandlung von Hitze beziehungsweise Kältesituationen angewendet. Kann man diese Methode mit großer Geschicklichkeit ausführen, bedeutet das heute die Beherrschung des Optimum der *bu*- oder *xie*-Technik bei der Behandlung jeder Situation.

Entlang und entgegen der Flussrichtung des *qi*

Hier beziehen wir uns erneut auf die Regel des *Nei Jing*, die wir bereits bei der Methode stark und sanft zitiert haben: „Wenn die Pulsdiagnose Hinweise darauf gibt, dass das *qi* in den Meridianen schwach ist, muss man dem folgen und es wieder herstellen *(ji)*. Wenn die Pulsdiagnose Hinweise darauf gibt, dass es in den Meridianen einen Überschuss an *qi* gibt, muss man dem ins Auge sehen und etwas wegnehmen *(duo)*". Einige Therapeuten haben diese Anweisungen anders interpretiert. Sie nahmen sie als Begründung für die Ansicht, dass das Einstechen der Nadel in der Richtung des *qi*-Flusses in den Meridian bedeutet, dass es sich um eine tonisierende *bu*-Methode handelt, und dass Sedierung *xie* bedeutet, die Nadel entgegen der Flussrichtung des Meridian-*qi* einzustechen. Auch wenn wir schon begründet haben, warum dies nicht die ursprüngliche Bedeutung der Anweisung des *Nei Jing* sein kann, so liegt doch ein gewisser Wert in der Betrachtung der Einstichrichtung der Nadeln als Methoden zur Tonisierung und Sedierung.

Wir können erkennen, dass der Einstichwinkel in den Meridian einen Einfluss auf das *qi* haben kann, wenn wir einen Ratschlag von Yang Ji-Zhou berücksichtigen. Er riet dazu, die Nadeln niemals genau senkrecht in den Meridian einzustechen, da dies das *qi* schädigen kann, indem der Fluss des *qi* behindert wird.

Auch wenn der Einstichrichtung eine gewisse Bedeutung für Tonisierung oder Sedierung zukommt, so sind die anderen beschriebenen Methoden jedoch weit wichtiger. Außerdem hat diese Methode ihre Beschränkungen. Beispielsweise kann man am oberen Rücken und am Brustkorb die Nadeln aus Sicherheitsgründen nur horizontal oder schräg nach unten einstechen, unabhängig von der Verlaufsrichtung des *qi* in diesen Meridianen. Außerdem können die anderen Methoden der Sedierung stärker sein und überwiegen dann, auch wenn man die entgegengesetzte Einstichrichtung wählt. Beispielsweise bedeutet das, dass die Akupunktur am Punkt LG 14 *dazhui* in Richtung auf LG 13 *taodao*, also gegen die Flussrichtung im Meridian, in Kombination mit der Technik *shao shan huo* „den ganzen Berg in Flammen setzen", eine tonisierende Wirkung haben wird.

Eine ganz andere Einsatzmöglichkeit der Methode der Einstichrichtung hat sich aus einer Technik des *Nei Jing* entwickelt, die man *dao qi* nennt. Die Nadeln werden in die Richtung gezielt, in der das Problem liegt, das man behandelt. Also werden sie nach oben gerichtet, um ein Problem am Oberkörper zu behandeln und nach unten, wenn das Problem am unteren Teil des Körpers spielt, und zwar ohne den *qi*-Fluss in den Meridianen zu berücksichtigen. Der Einstichwinkel richtet sich nur danach, die Nadel in die Richtung des zu behandelnden Körperteils zu richten und hat in sich selbst keinen tonisierenden oder sedierenden Effekt. Ein Beispiel hierfür ist die Nadelinsertion am Punkt Lu 7 *lieque*. Zur Behandlung der Lunge werden die Nadeln an diesem Punkt mit der Spitze den Arm entlang nach oben auf den Körper gerichtet. Wenn man Lu 7 *lieque* aber zur Behandlung des Daumens anwendet, wird die Nadelspitze nach unten in Richtung auf die Hand gerichtet.

Die Dauer der Manipulation

Es gibt keine festen Regeln, ab welcher Zeitdauer eine Akupunktur einen tonisierenden *bu*- oder sedierenden *xie*-Effekt hat, wenn man allein die Zeit als Maß nimmt. Im Allgemeinen lässt man bei der Tonisierung die Nadeln nur kurze Zeit, also bis zu zwanzig Minuten lang, liegen. Lässt man sie länger als zwanzig Minuten liegen, handelt es sich eher um eine Sedierung. Wenn man aber in dieser Zeit die Nadeln kräftig stimuliert, dann handelt es sich von der Wirkung her betrachtet auch dann um eine *xie* sedierende Behandlung, wenn die Nadeln nur kurze Zeit liegen gelassen wurden. Man sollte auch dann, wenn man sehr stark stimuliert, die Nadeln nicht allzu lange liegen lassen. Eine Ausnahme ist hier die Behandlung von Muskelkrämpfen. In diesem Fall lässt man die Nadeln lange liegen und stimuliert sie kräftig.

Eine weitere Ausnahme findet sich bei der Behandlung von neurasthenischen Zuständen. Die Manipulationsstärke muss hier sehr mild sein und die Nadeln werden etwa eine halbe Stunde lang liegen gelassen. Die Begründung für die lange Liegedauer liegt darin, dass eine leichte Stimulierung über eine längere Zeit an Punkten, die das Nervensystem beeinflussen, wie z. B. H 7 *shenmen*, dazu beiträgt, die normale Polarisierung der Nervenfasern wieder herzustellen. Bei Gesunden reicht der Stimulus eines Nervenimpulses zur Repolarisierung der ganzen Nervenfaser. Bei Neurasthenie können die Nerven nicht so schnell ihr Ionengleichgewicht wieder gewinnen, deshalb benötigt man eine leichte Stimulierung über eine längere Zeit, damit der Nerv repolarisiert werden kann und in einen gesunden Zustand zurückkehrt.

Die Anzahl der Nadeln

Die Belastung des Patienten durch die Behandlung verhält sich proportional zu der Anzahl der benutzten Nadeln in einer Sitzung. Verwendet man weniger Nadeln, so tonisiert man eher, verwendet man mehr, so sediert man.

Die Rotation

Wenn man das *qi*-Gefühl erreicht hat, kann man die Nadeln belassen und sie durch Drehen am Platz stimulieren. Rotiert man nur mild, handelt es sich um eine Tonisierung *bu*, rotiert man mit kräftigem Stimulus, handelt es sich um eine sedierende Behandlung *xie*.

Die Drehung

Das Drehen der Nadel im Uhrzeigersinn oder gegen den Uhrzeigersinn zur Erzeugung einer tonisierenden oder sedierenden Wirkung ist eine Technik, die früher mehr als heute benutzt wurde. Es gibt hier Unterschiede bei der Behandlung von Männern und Frauen, und auch je nach der Tageszeit. Möglicherweise ist es dann zu kompliziert, alle Einzelheiten im Kopf zu behalten und deshalb ist diese Methode heute nicht mehr so häufig in Gebrauch.

Die Drehrichtung bei dieser Technik zur Erzeugung einer Tonisierung oder Sedierung ändert sich deshalb je nach der Tageszeit, weil

Männer am Morgen mehr *qi* im oberen Teil des Körpers besitzen, am Nachmittag aber im unteren Teil des Körpers.

Das Gegenteil trifft für Frauen zu, die am Morgen mehr *qi* im unteren Teil des Körpers besitzen und am Abend im oberen Teil. Das ist der Grund dafür, dass die Drehrichtung bei Frauen umgekehrt zu der bei Männern sein muss.

Die folgende Tabelle listet die unterschiedlichen Methoden beim Drehen der Nadel auf.

Tabelle 8/1

Tonisierendes *bu*-Drehen bei Männern

Morgens	im Uhrzeigersinn
Nachmittags	gegen den Uhrzeigersinn

Sedierendes *xie*-Drehen bei Männern

Morgens	gegen den Uhrzeigersinn
Nachmittags	im Uhrzeigersinn

Tonisierendes *bu*-Drehen bei Frauen

Morgens	gegen den Uhrzeigersinn
Nachmittags	im Uhrzeigersinn

Sedierendes *xie*-Drehen bei Frauen

Morgens	im Uhrzeigersinn
Nachmittags	gegen den Uhrzeigersinn

Es kann auch sehr schwierig sein, wenn man die Methode des Drehens zur Tonisierung oder Sedierung in Einklang mit anderen Methoden des Drehens der Nadel bringen will, die man benötigt, wenn man die Behandlung auf bestimmte Körperteile hin ausrichten will. Man dreht zum Beispiel die Nadel im Uhrzeigersinn, um *qi* in Richtung Oberkörper zu dirigieren und man dreht gegen den Uhrzeigersinn, wenn man *qi* in Richtung untere Körperteile dirigieren möchte.

Es gibt noch mehr zu diesen verschiedenen Techniken zu bemerken als nur die Richtung, in der gedreht wird. Wichtige Faktoren sind auch die Geschwindigkeit und die Kraft, mit der die Nadel gedreht wird und damit wird die Wirkung beeinflusst. Ein bestimmter Stil zur Tonisierung oder Sedierung mittels Drehen liegt darin, dass man die Nadel in einem großen Bogen in die gewünschte Richtung dreht und dabei milde stimuliert. Im Gegensatz dazu wird beim Drehen der Nadel zum Dirigieren des *qi*-Gefühls meist ein Manipulationsstil benutzt, bei dem die Nadel mit kleinen schmalen Drehbewegungen aber mit großer Kraft bewegt wird.

Weil man mit diesen unterschiedlichen Arten des Drehens der Nadel Widersprüche und Gegensätzlichkeiten hervorrufen kann, werden sie selten benutzt.

Das Gesetz von Mitternacht und Mittag

Diese Regel *zi wu liu zhu* oder „Mitternacht-Mittag Ebbe und Flut" zur Durchführung von Tonisierung *bu* und Sedierung *xie* soll hier nur der Vollständigkeit halber erwähnt werden. Es handelt sich um eine antike Methode, die darauf beruht, dass man entsprechend dem Auf- und Abfluten von *qi* und Blut in den verschiedenen Meridianen die Akupunkturpunkte auswählt. Diese Veränderungen, so glaubt man, stehen in einem Verhältnis zu bestimmten Tagen und Stunden, die sich nach dem Mondkalender mit den himmlischen Stämmen und irdischen Zweigen richten. Die Voraussage von Ebbe oder Flut in den Akupunkturpunkten wird benutzt, um herauszusuchen, welche Punkte man benutzen kann zum Sedieren *xie* (Ebbe, wegnehmen) oder zum Tonisieren *bu* (Flut, zugeben).

Ausgeglichene Techniken

Im Chinesischen nennt man diese ausgeglichenen Techniken *ping bu ping xie*. Der Begriff *ping* bedeutet „eine gleiche Menge" oder „gleichmäßig". Eine ausgeglichene Manipulation bedeutet, dass man sowohl tonisierende *bu*- als auch sedierende *xie*-Methoden während einer Behandlung an einem Akupunkturpunkt anwendet. Man benutzt das sehr häufig bei Patienten mit einer Mischung von Überschuss und Mangel oder bei der Behandlung von Schmerzen. Es gibt dabei verschiedene Schulen und unterschiedliche Meinungen über die Art und Weise der Anwendung dieser Technik.

Ausgeglichene Techniken nach Chen Hui

Vor Yang Ji-Zhou war die übliche Form einer ausgeglichenen Manipulation so, dass man zuerst eine Sedierung *xie* durchführte, die dann von einer Tonisierung *bu* abgelöst wurde. Das wurde mehrere Jahrhunderte lang so gehandhabt, aber Chen Hui war der erste, der dafür eine theoretische Erklärung lieferte.

Nach seinem Verständnis ist es notwendig, zuerst eine sedierende Manipulation *xie* anzuwenden, um die pathogenen Faktoren zu eliminieren. Wenn man erst tonisieren würde, dann würde man die pathogenen Faktoren verstärken, anstatt sie zu reduzieren. Darüber hinaus schafft man mehr Raum für das Eindringen von normalem *qi*, wenn man zuerst pathogene Faktoren vermindert. Das Sedieren *xie* zur Verminderung der pathogenen Faktoren als erste Maßnahme wendet man auch an um verbrauchtes *qi* auszuleiten. *Qi* ist eine fundamentale Substanz und es entstehen wie bei jedem anderen Aspekt im Stoffwechsel des Körpers auch verbrauchte Produkte, die eliminiert werden müssen. Eröffnet man eine Behandlung mit einer Sedierung *xie*, um zuerst diese verbrauchten Produkte zu eliminieren, dann ermöglicht man einer größeren Menge normalem *qi*, in die Meridiane zu fließen, wenn sie mit der tonisierenden Manipulation *bu* aufgefüllt werden.

Auch wenn heute die meisten Akupunkteure den Überlegungen und Weiterentwicklungen von Yang Ji-Zhou folgen, gibt es immer noch einige, die den Gedanken von Chen Hui folgen.

Die ausgeglichene Technik nach Yang Ji-Zhou

Bei der Anwendung der ausgeglichenen Technik hielt sich Yang Ji-Zhou an eine antike Bedeutung des Begriffes *ping*, übersetzt als „leicht" oder „mild". Diese ganz sanfte Anwendung der ausgeglichenen Manipulationstechnik, wie sie von Yang Ji-Zhou entwickelt wurde, war eine Neuerung zur Behandlung von schwachen und empfindlichen Patienten. Hier ist die Stimulation durch die Manipulation sehr mild, auch wenn sowohl *bu* als auch *xie* benutzt wird.

Eine weitere Entwicklung dieser Technik durch Yang Ji-Zhou ist die, dass nicht nur die Stimulation durch *bu* und *xie* sehr mild sind, sondern dass beide mit derselben Nadelmanipulation verabreicht werden können und nicht nacheinander durchgeführt werden müssen. Eine einfach durchzuführende Variante dieser Technik ist das Heben und Senken der Nadel nach oben und unten mit gleicher Manipulationsstärke in jeder Richtung. Eine andere Variante dieser Herangehensweise ist die Rotation einer Nadel nach vorwärts und rückwärts mit gleichmäßiger Stimulation in beiden Richtungen und mit gleich großen Drehungen der Nadel in jeder Richtung.

Weiterentwicklungen dieser leichten gleichmäßig tonisierenden und sedierenden Technik von Yang Ji-Zhou eröffneten die Möglichkeit der leichten Sedierung. Vor der Zeit von Yang Ji-Zhou wurde Sedierung *xie* im Allgemeinen gleichbedeutend mit einer kräftigen Stimulation gesehen. Entsprechend der Erkenntnisse von Yang Ji-Zhou kann man jede der verschiedenen sedierenden Techniken im Rahmen eines breiten Spektrums der Stimulationsstärke anwenden – von sehr mild bis zu sehr kräftig. Eine leichte Sedierung wird erreicht, indem man sich auf die Art der Nadelmanipulation (z. B. drei Ebenen nach oben) eher verlässt als auf die Stärke der Manipulation, mit der die Technik angewendet wird. Die Weiterentwicklungen von Yang Ji-Zhou ermöglichten eine größere Verfeinerung und Nuancierung der tonisierenden und sedierenden Techniken.

Über die Anwendung der ausgeglichenen Technik

Eine milde Form der ausgeglichenen Technik ist sehr nützlich zur Behandlung von Schmerzen. Nach dem Erreichen des Nadelgefühls können die Nadeln leicht nach rückwärts und vorwärts gedreht werden, bis der Patient ein wenig das Gefühl bekommt, dass das *qi*-Gefühl sich entlang dem Meridian fortbewegt. Bei weiteren Manipulationen der Nadeln im Verlauf der Behandlung wird die Stärke der Rotation langsam gesteigert, dennoch bleibt die Nadelsensation für den Patienten mild, weil er für diesen Vorgang unempfindlich wird. Ein auftretender Schmerz weist auf eine Blockade oder Meridianverstopfung hin. Es hat sich gezeigt, dass diese milde Form der ausgeglichenen Manipulationstechnik sehr gut Schmerzen behandelt, weil sie den Kreislauf des *qi* fördert.

Eine andere Form der ausgeglichenen Technik eignet sich gut bei Verletzungen. Die Gewalt einer körperlichen Verletzung wie nach einem Sturz oder einem Autounfall beeinträchtigt den Fluss des *sanjiao qi*, also des *qi* des ganzen Körpers, denn die einwirkende Kraft des Traumas setzt sich von der Körperoberfläche bis ins Innere des Körpers fort. Ein wichtiger Aspekt bei der Behandlung derartiger Fälle ist die Wiederherstellung des normalen Kreislaufs des *sanjiao qi*. Außerdem sollte die Behandlung nur milde sein, denn traumatisierte Patienten befinden sich in einem geschwächten Zustand. Die Anforderungen an die Therapie bei Verletzungen werden am besten mit der milden ausgeglichenen Manipulation erfüllt, weil dabei mit leichter Stimulation das *qi* bewegt wird.

Als Beispiel soll hier der Fall einer jungen Frau dienen, die etwa zwei Stunden nach einem Autounfall zur Behandlung kam. Der Unfall war so heftig gewesen, dass das Lenkrad sich durch den Aufprall auf ihren Brustkorb verbogen hatte. Die Patientin wurde direkt mit dem Krankenwagen in die Notaufnahme des Krankenhauses gebracht, aber dann entlassen, als sich herausgestellt hatte, dass sie keine Blutung oder innere Verletzung erlitten hatte. Nach ihrer Entlassung aus dem Krankenhaus bat die Patientin sofort um eine Akupunkturbehandlung.

Zusätzlich zu dem Gefühl, überall geschlagen worden zu sein, klagte die Patientin darüber, dass ihr Realitätsgefühl sich so geändert habe, dass ihr Geist und ihr Gefühl keine Verbindung mehr mit ihrem Körper zu haben schienen. Ihre Pulse waren tiefliegend, dünn und beschleunigt. An beiden *cun*-Positionen waren die Pulse schwach. Es wurde eine grundlegende Punktverschreibung für ihre Verletzung aufgestellt, die aus den Punkten KG 6 *qihai*, 3E 5 *waiguan* und Ma 36 *zusanli* bestand.

Die Akupunktur begann mit der Einführung der Nadeln entsprechend der Regel von *yang* nach *yin*, zu Beginn mit dem Punkt KG 6 *qihai*. Schon am Namen kann man erkennen, dass dieser Punkt ein sehr guter Punkt zur Unterstützung des *qi* ist. Der Punkt wurde deshalb so genannt, weil bei seiner Stimulierung das *qi*-Gefühl sich nach außen ausbreitet wie Wellen auf dem See, anders als bei anderen Meridianpunkten, wo es meist in einer Linie dem Meridian entlangläuft. Nach dem Erreichen des *qi*-Gefühls wurde die Nadel am Punkt KG 6 *qihai* leicht rotiert, bis die Patientin ein sanftes Ausbreiten des Nadelgefühls im Oberbauch und im Unterbauch spürte.

Dann wurde beiderseits 3E 5 *waiguan* akupunktiert. Die beidseitige Akupunktur wurde gewählt, um der gleichmäßigen Form der Akupunktur zu entsprechen, die besonders gut das *qi* des ganzen Körpers ausgleicht und reguliert. Nachdem das *qi*-Gefühl an jedem Punkt erreicht war, wurden die Nadeln sanft gedreht, während sie tief bis zur anderen Seite des Unterarmes in die Gegend des Punktes Pk 6 *neiguan* vorgeschoben wurden nach der Methode des durchgreifenden Stechens von Punkt zu Punkt *tou ci*. Das *qi*-Gefühl wurde auch am Punkt Pk 6 *neiguan* erreicht. Um trotz der großen Einstichtiefe eine milde Stimulierung zu erreichen, wurden sehr dünne Nadeln gewählt. 3E 5 *waiguan* wird auch „das äußere Tor" genannt und ist sehr hilfreich bei Problemen der äußeren Körperschicht. Er fördert den Kreislauf des *qi* in den Meridianen. *Neiguan* bedeutet „das innere Tor" und ist nützlich bei Problemen, die das Körperinnere betreffen. Die beiden Punkte gemeinsam tragen dazu bei, die Zirkulation des *qi* im ganzen Körper *(sanjiao qi)* zu regulieren.

Zum Schluss wurden die Nadeln auf beiden Seiten in den Punkt Ma 36 *zusanli* eingestochen. Nach dem Erreichen des *qi*-Gefühls wurde eine milde ausgeglichene Technik angewendet. Ma 36 *zusanli* hat viele Anwendungsformen. Es handelt sich um einen Notfallpunkt bei Schlaganfall und Herzanfällen, er kann auch unregelmäßigen Herzschlag regulieren. Bei einer Punktverschreibung zur Behandlung einer Verletzung ist er deswegen so nützlich, weil er in Notfallsituationen das *qi* wieder in Ordnung bringen kann. In diesem Zusammenhang meint *qi* die Lebensfunktionen und den Blutkreislauf.

Die Nadeln wurden nur kurze Zeit liegen gelassen, etwa zwischen sieben und zehn Minuten. Auch wenn die Patientin sich noch immer unwohl fühlte, berichtete sie doch, dass die Schmerzen im Laufe der Behandlung nachgelassen hätten. Aber wesentlich bedeutsamer erschien ihr, dass das Gefühl des Abgetrenntseins von ihrem Körper sich noch vor dem Ende der Behandlung verloren hatte.

Eine Verletzung beeinträchtigt das *qi* des ganzen Körpers, und man benötigt mehrere Punkte, um die verschiedenen Aspekte des *qi* zu therapieren, wie diese Behandlungsvorschrift der Punkte KG 6 *qihai*, 3E 5 *waiguan* und Ma 36 *zusanli* zeigt. Ebenso wichtig ist es, dass der Patient nicht dadurch noch weiter traumatisiert wird, dass man ihm eine zu starke Behandlung zumutet.

Die Technik des gleichmäßigen Stechens kann man auch zur Behandlung der Neurasthenie anwenden. Hier handelt es sich um eine Situation von Überschuss, die sich in einen Mangel verwandelt.

Die Kombination von übermäßiger physischer und geistiger Aktivität verursacht schrittweise eine Erschöpfung, die im weiteren Verlauf zur Unfähigkeit führt, sich durch Ruhe zu erholen und zu entspannen. Verhängnisvollerweise verläuft die Sache so, dass je mehr der Patient sich erschöpft, desto weniger er sich durch Ruhe erholen kann, und die entstehenden Probleme von innerer Unruhe, Schlaflosigkeit und Ruhelosigkeit in den Schlafperioden werden zu einer charakteristischen Symptomlandschaft.

Die milde ausgeglichene Manipulationsform ist sehr hilfreich, um sowohl Überschusssymptome als auch Mangelprobleme bei der Neurasthenie zu behandeln. Die Nadeln werden zwanzig bis dreißig Minuten liegen gelassen. Indem man Punkte auswählt, die eine Wirkung auf das Nervensystem haben, kann diese Art der Behandlung dazu führen, dass die Nerven ihre Polarität wiederfinden und in die Ruhephase zurückkehren können. Nach der traditionellen chinesischen Theorie haben die verschiedenen inneren Organe eine Beziehung zu unterschiedlichen Aspekten des Nervensystems, deshalb muss man in der Differentialdiagnose festlegen, welches Organsystem bei dem speziellen Fall behandelt werden muss. Eine grundlegende Vorschrift zur Behandlung der Neurasthenie besteht aus den Punkten *shenmen* am Ohr, dem Extrapunkt *yintang*, Pk 6 *neiguan*, H 7 *shenmen* und N 3 *taixi*.

Tonisieren *bu* und Sedieren *xie* in einer Behandlung

Zwar richten sich die meisten Akupunkteure nach der Anweisung für die ausgeglichene Manipulationsform, wie sie Yang Ji-Zhou entwickelt hat, aber es gibt auch immer noch den Einfluss von Chen Hui auf die Art der Behandlung. Ein Ergebnis der Erläuterungen von Chen Hui – dass man erst sedieren *xie* soll und dann tonisieren *bu*, um die Anwesenheit des normalen *qi* zu fördern – ist, dass die meisten Akupunkteure mit sedierenden Techniken beginnen, wenn sie behandeln und mit tonisierenden aufhören.

Die Kombination von beiden Techniken der Manipulation in einer Behandlungssitzung ist ein ganz typischer Ansatz bei schwachen Patienten mit akuten Erkrankungen, mit Schmerzen, oder mit Überschusssymptomen wie Fieber. Ein wesentlicher Gesichtspunkt bei der Behandlung von solchen Patienten ist die Beachtung des allgemeinen Kräftezustandes und der Stärke der Behandlung, die vertragen werden kann. Dieser Gesichtspunkt wird noch wichtiger, wenn man schwache oder empfindsame Patienten behandelt. Zum Beispiel muss man vor der Behandlung die Frage beantworten, ob der schwache Patient eine sedierende *xie*-Manipulation ertragen kann, wenn die Behandlungsrichtlinie dies erfordert.

Wenn man beispielsweise Schmerzen behandelt, behandelt man im Allgemeinen die schmerzhaften Bereiche zuerst. Manche Patienten sind aber so schwach, dass unabhängig davon, welche Technik zur Behandlung der Schmerzen gewählt wurde, man unbedingt zuerst irgendeine tonisierende *bu*-Technik anwenden muss. Das macht man, um den Patienten zu stärken und in die Lage zu versetzen, die Behandlung ohne Nebenwirkungen zu vertragen.

Notfallsituationen müssen sofort behandelt werden, auch wenn der Patient schwach oder sehr empfindlich ist. Hier gilt auch wie bei dem Fall mit hohem Fieber, dass eine tonisierende Technik die pathogenen Faktoren eher stärken als reduzieren würde.

Unabhängig davon, ob die Patienten kräftig oder zart sind, wird eine tonisierende Manipulationstechnik oft am Ende einer Behandlung nach einer sedierenden Technik angewendet, um die Belastungen aufzuwiegen, die durch die Sedierung dem normalen *qi* des Patienten zugefügt wurden. Eine leichte Moxibustion auf den Punkt Ma 36 *zusanli* wird häufig benutzt, um den Patienten am Ende einer Behandlung zu kräftigen. Wenn nötig, kann man das auch zu Beginn einer Behandlung so machen.

Es folgt eine kurze Zusammenstellung der tonisierenden *bu*- und der sedierenden *xie*-Techniken, allein oder gemeinsam benutzt.

Tabelle 8/2

Anwendung von *bu, xie* und Kombinationen

Ausschließlich tonisierend *bu*	schwache oder empfindliche Patienten, Mangelzustände
Ausschließlich sedierend *xie*	Schmerzen, akute Krankheiten, Überschusszustände
ping bu ping xie	Ausgeglichene Technik
Erst *xie*, dann *bu*	Schwache Patienten mit akuten Symptomen, Schmerzen oder Überschuss
Erst *bu*, dann *xie*	Sehr schwache Patienten, erst tonisieren, dann die akuten Symptome, Schmerzen oder den Überschuss behandeln

Zehn zusätzliche Techniken

Bewegen: Diese Technik wird benutzt, wenn man kein *qi*-Gefühl erreichen kann. Ohne eine andere Bewegung der Nadel, ohne Heben und Senken, wird der Griff der Nadel im Kreis bewegt. Die Bewegung der ganzen Nadel von der Spitze bis zum Ende des Handgriffs gesehen, läuft in einer konischen Form. Der Nadelhandgriff beschreibt einen Kreis mit kleinem Durchmesser und die Bewegung wird mit ganz geringer Kraft geführt. Der Sinn liegt nur darin, das Ankommen des *qi*-Gefühls zu erzeugen.

Zurückziehen: Eine oder zwei Minuten bevor eine Nadel herausgezogen wird, zieht man sie knapp unter die Körperoberfläche zurück und lässt sie einen kurzen Moment dort liegen. Bevor man sie dann herausnimmt, wird sie mit leichter Rotation tonisiert *bu* oder mit kräftiger Rotation sediert *xie*, je nach dem Behandlungsplan.

Vorwärts: Wenn die Nadel eingeführt wurde und das *qi* nicht erreicht wurde, schiebt man die Nadel noch ein wenig vor, um dem *qi*-Gefühl zu assistieren.

Schwenken: Wenn die Nadel entfernt werden soll, wird sie von vorne nach hinten oder von links nach rechts geschwenkt oder im Kreis bewegt, um das Nadelloch zu erweitern, damit das pathologische *qi* besser entweichen kann. Das Schwenken der Nadel gehört zu den sedierenden *xie*-Techniken.

Schnippen: Während die Nadel liegt, schnippt man mit den Fingern dagegen, um den Akupunkturpunkt ganz leicht zu stimulieren. Schnippen ist eine tonisierende *bu*-Technik.

Verfolgen: Eine sanfte Massage entlang dem Meridian und in der Gegend eines Akupunkturpunktes trägt dazu bei, das *qi* um den Punkt herum zu sammeln. Das kann man machen, bevor man die Nadel einführt, oder man kann die Gegend um den Punkt herum massieren, nachdem man die Nadel gestochen hat.

Kneifen: Man kneift das Gewebe zusammen, wenn es um die Nadel herum zu gespannt und fest ist, um die Nadel bewegen zu können. Wenn man das Gewebe um die Nadel herum zusammenkneift, bringt man das *qi* dazu, sich auszubreiten. Das Gewebe wird weicher, so dass die Nadel besser bewegt werden kann.

Drücken: Wenn eine Nadel eingeführt wurde und das *qi*-Gefühl erreicht wurde, benutzt man diese Technik, wenn das *qi* nicht ausreichend ist. Die Nadel wird fest mit Zeigefinger und Mittelfinger gegriffen und der Daumen drückt auf den Kopf des Nadelgriffes, etwa so als ob man eine Injektion geben wollte. Aber es wird nur Druck auf die Nadel gegeben, die Nadel wird nicht bewegt und bleibt am selben Platz.

Krallen: Mit dem Fingernagel der drückenden Hand wird eine Einkerbung über dem Akupunkturpunkt gemacht, um die Lokalisation des Punktes zu markieren. Außerdem bewirkt das Pressen des Fingernagels, dass das Abwehr-*qi wei qi* sich ausbreitet und das Einstechen der Nadel dem *qi* nicht schaden kann.

Schneiden: Im Moment des Einstechens der Nadel drückt der Nagel der pressenden Hand um so den Schmerz des Einstichs zu vermindern.

Eine Behandlung kann nur mit einer Manipulationstechnik allein durchgeführt werden oder man kann mehrere zusammen anwenden. Beispielsweise kann man *ban ci* (zur Hälfte stechen) anwenden, das ist eine milde Einstichmethode, die oft zur Behandlung von schwachen oder empfindlichen Patienten benutzt wird, und anschließend kann man die offene Technik anwenden, bei der die Nadeln so herausgezogen werden, dass man eine milde Sedierung *xie* erreicht. Anschließend kann man auf die akupunktierten Punkte moxibustieren oder Ma 36 *zusanli* moxibustieren, um so den Patienten am Ende der Behandlung noch etwas zu tonisieren *bu* und zu kräftigen. Manche Akupunkteure lieben ganz ausgefeilte Kombinationen von Manipulationen. Andere Akupunkteure haben einen ebenso ausgefeilten Behandlungsstil, stützen sich aber lieber auf wenige Techniken, die sie mit großem Können ausführen.

Dao qi,
das Juwel der antiken
Akupunkteure

Die Technik des *dao qi* wird zwar im *Nei Jing* erwähnt, wurde aber fast zweitausend Jahre lang bis zur Yuan-Dynastie missachtet. Der erste, der diese Technik wieder aus dem Verborgenen ans Tageslicht holte, war der Akupunkteur und Kräuterheilkundige Li Dong-Yuan, der durch seine „Abhandlung über Milz und Magen" *(pi wei lun)*[1] bekannt wurde.

Li Dong-Yuan lebte in China während einer Hungerperiode und das beeinflusste sein Denken sehr stark. Es sind die Funktionen von Milz und Magen, die aus Nahrung und Wasser die erworbenen Essenzen des Körpers *(hou tian zhi jing)* herstellen, welche die lebendigen Tätigkeiten des Körpers und den Stoffwechsel ermöglichen, deshalb betonte Li Dong-Yuan die enge Beziehung zwischen guter Gesundheit und einem gut funktionierenden Verdauungssystems.

Folgt man dem Ling Shu, so sind alle gesundheitlichen Störungen aus Störungen der Bewegung des *qi* entstanden, also daraus, dass das *qi* des ganzen Körpers in irgendeiner Form deplatziert wurde. „*Dao*" ist ein Verb mit der Bedeutung von „leiten, führen". Die Technik des *dao qi* besteht darin, das *qi* in die Gegend zu führen, in der das Problem sich abspielt.

---

1) Dieses Werk erscheint in deutscher Übersetzung im Verlag für Ganzheitliche Medizin Dr. Erich Wühr GmbH, Kötzting, 2000.

Die Chinesische Medizin gründet sich auf die Erkenntnis, dass alle Erscheinungen des Lebens sich aus den Änderungen und den Bewegungen von *qi* ergeben, und dass alle die unterschiedlichen Funktionen des Körpers von einem gesunden Magen und einer gesunden Milz abhängen, die ihn ständig mit *qi* versorgen.

Milz und Magen produzieren das *qi* der Nahrungsessenz und dieses wird dann zu *ying qi*, dem Nahrungs-*qi* oder konstruktivem *qi* und zu *wei qi*, dem Abwehr-*qi*. Beide werden zusammen als das *qi* des mittleren Erwärmers zusammengefasst. Außerdem fasst man das *qi* der Nahrungsessenz zusammen mit dem reinen *qi*, das von der Lunge durch die Atmung aufgenommen wird, zu dem *qi* des oberen Erwärmers zusammen und nennt dies *zong qi* oder *qi* des Brustkorbs. Dieses reguliert den Transport von *qi* und Blut im ganzen Körper. Das *qi* des unteren Erwärmers nennt man *yuan qi* oder Ursprungs-*qi*. Es regt die Funktionen der inneren Organe und der zugehörigen Gewebe an und unterstützt sie. Damit das *yuan qi* in gutem Zustand erhalten bleiben kann und nicht in einen Mangelzustand gerät, muss es immer wieder mit der verfeinerten Essenz von Nahrung und Wasser aufgefüllt werden, die von Milz und Magen hergestellt wird. Das *qi*, welches in den Meridianen fließt, nennt man *jing qi*, Meridian-*qi* oder auch *zhen qi* oder *zheng qi*, Lebens-*qi*. Es wird gebildet aus der Kombination der verschiedenen Kompartimente des *qi* des oberen, mittleren und unteren Erwärmers.

Wenn Milz und Magen richtig funktionieren, kann *qi* regelrecht aufsteigen und wieder absteigen. Das reine und klare *qi* der Nahrung steigt zur Lunge und läuft von dort zum Rest des Körpers; anschließend fließt es nach unten als verbrauchtes Material und wird mit Urin und Stuhl ausgeschieden. Eine gute Gesundheit ist immer mit richtig laufendem *qi* verbunden.

Tabelle 9/1

Beziehung von qi
zu den verschiedenen Körperteilen

Erwärmer *jiao* und zuge- höriges *qi*	Erwärmer *jiao* und Funktionen	Qualität des *qi* innerhalb jedes *jiao*
Oberer Erwärmer: *zong qi*	Atmung und Blutkreislauf	sauber, wie ein feiner Nebel
Mittlerer Erwärmer: *zhong qi*	Verdauung; produziert *ying qi* und *wei qi*	wie Schaum
Unterer Erwärmer: *yuan qi*	Wassermetabolismus; Ausscheidung von Verbrauchtem	trübe, wie ein Abflussgraben

Störungen der Gesundheit treten dann auf, wenn durch übermäßige Erschöpfung, falsche Essgewohnheiten und geistige und emotionale Überforderung das vitale *qi* geschädigt und dadurch das *yuan qi* vermindert wird. Das beeinträchtigt den normalen Fluss von *qi* und ruft eine Stagnation hervor. So können typischerweise Symptome entstehen, die von leichtem Unwohlsein bis zu Schmerzen reichen. Wenn das *yuan qi* des unteren Erwärmers vermindert und das Gleichgewicht des Körpers verloren gegangen ist, wird das *yin*-Feuer der Niere veranlasst, aufzusteigen, und damit wird auch das trübe *qi* des unteren Erwärmers mit nach oben gezogen. Wenn aber das trübe *qi* nach oben steigt und nicht, wie es eigentlich sollte, nach unten fließt, können Symptome entstehen wie Übelkeit, Erbrechen, Aufstoßen, Ödeme, Schleim oder auch Husten. Wenn das klare *qi* nicht aufsteigen kann, sind die Öffnungen der Sinnesorgane nicht klar und Schwindel kann entstehen. Nach den Erkenntnissen von Li Dong-Yuan kann all dies allein durch eine Schwäche des Magen-*qi* entstehen, denn dann geraten alle anderen Teile des *qi* aus dem normalen Flussgleichgewicht.

Die Methode *dao qi* ist hervorragend geeignet, die Bewegungen des *qi* zu regulieren und das *qi* wieder an den normalen Platz zu führen. Dadurch wird die Reaktion auf die Therapie beschleunigt. Im *Nei Jing* wird *dao qi* beschrieben als „die Therapie von *yang* nach *yin* und von *yin* nach *yang*". Li Dong-Yuan erklärte, dass *dao qi* mit dem Ankommen des *qi* an der äußeren Körperschicht beginnt und dann das *qi* nach innen transportiert, also von *yang* nach *yin*. Außerdem aktiviert *dao qi* das *qi* im Innern, damit es von tief im Körper hinaus kommen und dort die Heilung fördern kann, also von *yin* nach *yang*. Für Li Dong-Yuan bedeutete es, dass die Wirkung des *dao qi* von der Ebene des *wei qi* in das Innere des Körpers reicht (von *yang* nach *yin*) und von den Tiefen des *ying qi* nach außen kommt (von *yin* nach *yang*). Weil das *wei qi* und das *ying qi* mit dem mittleren Erwärmer in Verbindung stehen und deshalb auch mit Magen und Milz, assoziierte Li Dong-Yuan *dao qi* mit dem *qi* des Verdauungsapparates.

Die Technik des *dao qi*

Einführen der Nadel und Manipulation

Wie viele berühmte Ärzte legte Li Dong-Yuan großen Wert auf die Koordination der akupunktierenden Hand mit der unterstützenden Hand, besonders beim Einführen der Nadel. Wenn man erst mit der unterstützenden Hand auf den Akupunkturpunkt Druck ausübt und dann mit der Akupunkturhand die Nadel einführt, oder wenn man gleichzeitig drückt und sticht, dann vermindert man den Schmerz beim Einstechen der Nadel. Man bekommt auch eine bessere Nadelreaktion *de qi*. Fehlt die Nadelreaktion, deutet das auf eine schlechte Stichtechnik oder schlechte Punktlokalisation hin. Es kann auch sein, dass der Patient zu schwach ist, um auf die Nadel richtig zu reagieren. Hat man eine Nadelreaktion hervorgerufen, kann der Akupunkteur beginnen, den großen Vorrat von *qi* in den problematischen Bereich des Körpers zu schicken.

Ist das *qi*-Gefühl angekommen, beginnt die Technik *dao qi* mit dem wiederholten Vorschieben und Heben der Nadel, im Allgemeinen etwa drei bis fünf Minuten lang, jedesmal wenn die Nadel manipuliert wird. Eine drei- bis fünfminütige Anwendung der *dao-qi*-Technik wird „eine Runde", (eine Leistung, Anwendung) *(yi du)* genannt. Man kann die Dauer einer Runde *dao qi* verkürzen, wenn die Patienten schwach sind oder sehr empfindlich auf Akupunktur reagieren. Die Nadeln werden in beide Richtungen mit der gleichen Geschwindigkeit bewegt. Die Einstichtiefe und die Höhe, bis zu der die Nadeln hochgezogen werden, sollten während der gesamten Stimulation gleich bleiben. Man rotiert die Nadeln nicht zu schnell und nicht zu langsam und immer mit der gleichen Geschwindigkeit, der gleichen Stärke und gleich großem Bewegungsumfang. Die Nadeln sind auf den Ort der Erkrankung gerichtet und der Einstichwinkel soll während der ganzen Behandlung gleich bleiben.

Jeder Aspekt der Nadelmanipulation soll bei *dao qi* immer gleich bleiben: die Geschwindigkeit des Hebens und Senkens und der Rotation, das Ausmaß der Bewegung, die Stärke der Stimulierung und so weiter. Während der gesamten Manipulationszeit sollte sich der Therapeut darauf konzentrieren, dass er das *qi* zum Laufen bringt und wohin es laufen soll. Auch der kürzeste Moment, in dem die Aufmerksamkeit des Therapeuten unterbrochen wurde, kann die Wirkung von *dao qi* unterbrechen. Es ist ein nützlicher Nebeneffekt dieser Technik, dass die Notwendigkeit der ständigen geistigen Präsenz und der präzisen Durchführung der Nadelmanipulation in allen Einzelheiten eine gute Übung darstellt, was dazu beiträgt, die Kunstfertigkeit des Therapeuten enorm zu verbessern.

Um *dao qi* zu voller Wirkung zu bringen, muss der Patient ruhig sein. Ist der Patient entspannt, kann der Therapeut die Wirkung des *dao qi* besser erreichen. Bei einem ruhigen Patienten, der ihm genau berichtet, welche Empfindungen die Behandlung bei ihm auslöst, kann der Therapeut außerdem leichter kontrollieren, was passiert. *Dao qi* stellt eine sehr enge Kooperation zwischen Patient und Therapeut dar.

Außer einem Gefühl von Schwere und Wundsein am Ort der Nadel sollte der Patient das *qi* in die Richtung laufen fühlen, die der Therapeut anpeilt. Die Empfindung von *dao qi* unterscheidet sich von der bei anderen Techniken. Es fühlt sich eher an wie ein ständiger Fluss von Wasser oder Luft, ein Gefühl, das im *Nei Jing* als „hell und wunderbar" beschrieben wird. Im Idealfall wird eine Empfindung erreicht, die den ganzen Weg bis zu der Region zieht, die behandelt werden soll. Manchmal erreicht man das schon bei der ersten Anwendung von *dao qi*, oder am Anfang wird das Gefühl nur eine kleine Strecke wandern und im Verlauf der weiteren Anwendung von *dao qi* weiter ziehen.

Das fließende Gefühl, das durch *dao qi* erzeugt wird, sollte noch einige Zeit anhalten, nachdem die Nadelmanipulation beendet wurde. Manchmal dauert es nur einige Minuten, es kann aber auch über die ganze Behandlungsdauer anhalten bei nur einmaliger Anwendung von *dao qi*. Einige Patienten berichten, dass das Gefühl von *dao qi* einige Tage lang angehalten habe. Während einer Behandlung muss immer dann, wenn der Patient das *qi*-Gefühl verliert, erneut stimuliert werden.

Einige Akupunkteure haben die Vorstellung, dass immer wenn ein *qi*-Gefühl sich einem Meridian entlang zieht, es sich um *dao qi* handelt. Ein *qi*-Gefühl, das dem Meridian entlang zieht, kann auftreten, wenn man ein starkes *de qi* erreicht oder wenn ein Therapeut die Kraft der Nadelmanipulation verstärkt. Man erzielt manchmal auch ein ähnliches Gefühl, wenn man mit der ausgeglichenen Technik Schmerzen behandelt. Keines von diesen ist *dao qi*. Das Kennzeichen von *dao qi* ist die besondere Nadelmanipulation und dieses ganz bestimmte Gefühl von *qi*, das wie Wasser vom Akupunkturpunkt in die betroffene Region fließt.

Die Intensität der Behandlung

Hier bedeutet Intensität oder Stärke der Behandlung nicht dasselbe wie Stärke der Stimulation, denn bei *dao qi* handelt es sich um eine leichte, aber gleichbleibende Empfindung. Die Intensität steht eher in einer Beziehung zu der Häufigkeit der Manipulation *dao qi* im Verlauf einer Behandlung und zu der Dauer der ganzen Behandlung. Die Zahl der Manipulationen von *dao qi* und die Gesamtdauer der Behandlung richten sich in erster Linie nach der Grunderkrankung und der Toleranz des Patienten gegenüber der Behandlung. Bei der Behandlung von Schmerzen wird *dao qi* mehrmals wiederholt und das verlängert natürlich im Endeffekt die Behandlungszeit. Schwache Patienten können es nicht ertragen, wenn man *dao qi* zu häufig wiederholt und dadurch wird die Behandlungsdauer verkürzt. Mit dünneren Nadeln kann man auch eine andere Art der leichteren und besser erträglichen Behandlung bei schwachen Patienten durchführen.

Wie man Punkte auswählt

Bei der Auswahl von Punkten zur Durchführung der Manipulation *dao qi* richtet man sich nach der grundlegenden Theorie der Punktauswahl, wie sie im *Nei Jing* steht. Bei der Behandlung von inneren Organen gilt die Regel „wenn *yin* erkrankt ist, behandle *yang*; wenn *yang* erkrankt ist, behandle *yin*". Das bedeutet, dass man die Rücken-*shu*-Punkte auswählt bei Erkrankungen von *yin*-Organen und *mu*-Alarmpunkte bei Erkrankungen der *yang*-Organe. Nach dem *Nei Jing* werden als Fernpunkte bei Erkrankungen der inneren Organe die *yuan*-Quellpunkte für die *zang* und die *he*-Meerpunkte und die unteren *he*-Meerpunkte für die *fu* verschrieben. Man bevorzugt im Allgemeinen Fernpunkte, weil sie besser geeignet sind zur sicheren Anwendung der Nadelmanipulation. Noch wesentlicher ist aber der Gesichtspunkt, dass Fernpunkte als die machtvollsten Akupunkturpunkte angesehen werden.

Im *Nei Jing* werden die *ying*-Quellen-Punkte zur Behandlung von Problemen der Haut oder der Muskulatur empfohlen, und *shu*-Bachpunkte bei Erkrankungen der Muskeln oder der Meridiane. Häufig werden die *shu*-Bachpunkte als Ersatz für die *ying*-Quellen-Punkte genommen, weil die letzteren bei der Behandlung oft schmerzhafter sind. Aus Erfahrung weiß man, dass manche Akupunkturpunkte noch wirkungsvoller für die Anwendung der Manipulation *dao qi* sind als die *ying*-Quellen-Punkte und die *shu*-Bachpunkte. Pk 7 *daling* ist ein sehr nützlicher Punkt, aber er ist bei der Akupunktur auch sehr schmerzhaft. Auch wenn Pk 7 *daling* in der Theorie zur Durchführung von *dao qi* geeignet ist, benutzt man in der Praxis doch lieber Pk 6 *neiguan*. Pk 6 *neiguan* ist nicht nur weniger schmerzhaft, sondern auch machtvoller und effektiver. Ein weiterer Ersatz ist zum Beispiel MP 6 *sanyinjiao*, den man statt MP 3 *taibai* benutzt. Gelegentlich sind auch Punkte zur Behandlung gut geeignet, die nahe beim Problem liegen, ebenso gut wie Fernpunkte. So werden manchmal auch *xi*-Grenzpunkte benutzt, aber das ist nicht typisch für *dao qi*.

Tabelle 9/2

Punktauswahl zur Manipulation *dao qi*

Behandelte Region	Akupunkturpunkt
Haut, Muskeln	*ying*-Quellen-Punkte
Muskeln, Meridiane	*shu*-Bachpunkte
yang-Organe *(fu)*	*mu*-Alarmpunkte *he*-Meerpunkte
yin-Organe *(zang)*	Rücken-*shu*-Punkte *yuan*-Quellpunkte

Die Einstichtiefe

Zwei Faktoren sind im Wesentlichen dafür verantwortlich, wie tief die Nadeln eingestochen werden können. Der erste Faktor ist die Punktlokalisation. In muskelstarken Gebieten kann man tiefer akupunktieren, während man in knöchernen Regionen oberflächlicher bleiben muss.

Der zweite Faktor betrifft die Lokalisation des zu behandelnden Problems. Handelt es sich um eine Erkrankung der Haut oder der Muskulatur, so bleibt die Einstichtiefe sehr oberflächlich. Bei der Behandlung von *yang*-Organen *(fu)* sticht man etwas tiefer als bei Hautproblemen, Erkrankungen der Muskulatur oder der Meridiane. Am tiefsten akupunktiert man bei der Behandlung von Erkrankungen der *yin*-Organe oder bei chronischen Erkrankungen.

Über die Anordnung der Nadeln

Eine Frage, die sich dem Akupunkteur immer wieder stellt, ist die, ob er die Nadeln auf der Seite stechen soll, auf der sich die Erkrankung abspielt oder ob er die Gegenseite wählen soll. Es gibt zwei einfache Richtlinien zu diesem Thema. Diese Richtlinien beziehen sich nicht nur auf die Manipulationsform *dao qi*, sondern auf die Behandlung mit Akupunktur allgemein.

Wenn ein akutes Gesundheitsproblem sich noch nicht im Bild des Pulses manifestiert, dann deutet das darauf hin, dass die pathogenen Faktoren sich noch in der oberflächlichen Schicht befinden. In einem solchen Fall stellt man das Gleichgewicht dadurch wieder her, dass man die Nadeln auf der dem Problem gegenüberliegenden Seite einsticht.

Werden chronische Erkrankungen behandelt und die Behandlung auf der betroffenen Seite zeigt nicht die gewünschte Wirkung, dann wechselt man mit der Behandlung auf die Gegenseite. Das macht man deshalb, weil das unzureichende Ergebnis der Behandlung ein Hinweis darauf ist, dass die betroffene Seite nicht genug *qi* besitzt, um auf die Behandlung zu antworten.

Dao qi verglichen mit tonisierender *bu*, sedierender *xie* und ausgeglichener Manipulationstechnik

Die Manipulationstechniken *dao qi*, *bu* und *xie* werden alle mittels Heben, Senken und Rotieren der Nadeln durchgeführt. Eine tonisierende *bu*-Technik erzielt man durch langsames Senken und schnelles Heben der Nadeln. Man kann entweder eine leichte oder eine stärkere Stimulierung bei diesem Heben und Senken der Nadel ausführen.

Eine weitere tonisierende Technik ist die Stimulierung drei Ebenen nach unten. Sedierende *xie*-Techniken werden gerade umgekehrt durchgeführt. Im Gegensatz dazu muss man bei *dao qi* die Nadeln immer mit der gleichen Geschwindigkeit heben und senken, mit der gleichen Stimulationsstärke und im gleichen Rotationsausmaß bewegen. Vom ersten bis zum letzten Schritt bleiben die Bewegungen der Nadel bei *dao qi* immer gleich.

Der Sinn der tonisierenden Manipulation liegt darin, das man dem Mangel an Lebens-*qi* etwas hinzufügen möchte, und bei der *xie*-Sedierung nimmt man den Überschuss an pathogenem *qi* weg. Für die ausgeglichene Manipulationstechnik gibt es mehrere Erklärungen. Die bekannteste stammt von Chen Hui. Er sagte, dass Gesundheitsprobleme deshalb entstehen können, weil pathogenes *qi* in den Körper eindringt und das Lebens-*qi* schwächt. Auch wenn die Anwendung der ausgeglichenen Technik von Yang Ji-Zhou revolutioniert wurde, bleibt doch der grundlegende Sinn und Zweck gleich.

Das Ziel von *dao qi* unterscheidet sich von den anderen Manipulationsformen. *Dao qi* führt *qi* in die erkrankte Körperregion, um das *qi* wieder in seine normale Ordnung zu bringen und die normale Zirkulation von *qi* zu fördern.

Wenn man *dao qi* zu der Liste von Manipulationsformen in Tabelle 8/2 (s. S. 199) hinzufügt, lautet die Liste der verschiedenen Manipulationsformen folgendermaßen:

– Ausschließlich tonisierend *bu*
– Ausschließlich sedierend *xie*
– Ausgeglichene Technik *ping bu ping xie*
– Erst *xie*, dann *bu*
– Erst *bu*, dann *xie*
– Sonstige Technik *dao qi*

Beispiele für die Behandlung mit *dao qi*

Die ersten beiden Behandlungsbeispiele mit *dao qi* betreffen Erkrankungen durch Störungen des *qi* im oberen und mittleren Erwärmer, die zu einem Aufflammen des *yin* Feuer der Niere führen. Dies nennt man im Chinesischen *shen huo pian kang*. *Shen huo* ist hier das Feuer der Niere, *pian* heißt unregelmäßig, was so viel wie ungesund bedeutet, und *kang* bedeutet aufflammen.

1. Stress, Schlaflosigkeit und Depression

Der Patient fühlte sich bei der Arbeit ständig überlastet und schlief gewöhnlich sehr unruhig. Er bekam dann nächtliche Anfälle von Herzklopfen, und tagsüber konnte er sich nicht mehr konzentrieren. Über keinen Aspekt seines Lebens konnte er sich mehr freuen und war ständig in großer Sorge, obwohl er eigentlich keinen Grund hatte, sich Sorgen zu machen. Der Patient war meistens müde, schwach und appetitlos. Seine Pulse waren drahtig und beschleunigt. Die Zungenspitze war rot und der Belag sehr dünn.

Die Diagnostik stellte fest, dass die Schwäche von Herz und Milz zu einem Aufflammen des Feuers der Niere geführt hatte. Dieses hatte das ministerielle Feuer des Herzens *jun huo* angegriffen. Die Kombination von Stress und Überaktivität des ministeriellen Feuers erzeugte eine *qi*-Stagnation, die in Form der Depression ans Tageslicht trat. Folgende Akupunkturpunkte wurden ausgewählt mit dem Ziel, die Funktionen von Herz und Milz zu kräftigen und das *yin* Feuer der Niere wieder auf seinen Platz im unteren Erwärmer zurückzuführen: Pk 6 *neiguan*, H 7 *shenmen* und MP 6 *sanyinjiao*. Weil die Erkrankung des Patienten recht ausgeprägt war, wurden alle Punkte beiderseits aku-punktiert.

Die Manipulation *dao qi* wurde an allen Punkten in der Reihen-folge von *yang* nach *yin* ausgeführt. Sobald *dao qi* von allen Punkten aus gleichmäßig ins Fließen gebracht worden war, wurden die Nadeln dreißig weitere Minuten liegen gelassen. Während der Behandlung normalisierten sich die Pulse des Patienten, und als er zur zweiten Behandlung wieder erschien, waren seine Symptome verschwunden.

2. Husten und Kurzatmigkeit

Der Patient war sehr dünn, sein Appetit war schlecht, und er war auf-grund von Überarbeitung oft müde. Plötzlich bekam er einen wunden Hals, konnte schlecht schlucken, wurde kurzatmig und entwickelte einen trockenen Husten. Gleichzeitig mit der akuten Symptomatik entwickelte er unstillbaren Durst, der nachts schlimmer als am Tage war, ein Engegefühl in der Brust und Schlaflosigkeit. Außerdem berichtete er über Hitzegefühle in Handflächen und Fußsohlen.

Der Rachen war weder geschwollen noch gerötet. Die Pulse waren drahtig und beschleunigt. Die ganze Zunge war rot und der Zungen-belag dünn und gelbbraun.

Die Diagnostik ließ darauf schließen, dass die Schwäche des *qi* im Magen die Ursache dafür war, dass das Feuer der Niere aufsteigen und die Lunge angreifen konnte. Es wurden die Akupunkturpunkte Lu 9 *taiyuan* und N 3 *taixi* für die Behandlung mit *dao qi* ausgewählt mit dem Ziel, die Funktionen von Lunge und Niere wieder ins Gleichge-wicht zu bringen.

Die Nadeln wurden zuerst auf beiden Seiten am Punkt Lu 9 *taiyuan* eingestochen. Nachdem das Akupunkturgefühl an beiden Seiten erreicht worden war, wurde eine Nadel in einen Punkt N 3 *taixi* einge-stochen und *dao qi* durchgeführt. Dann wurde auf der anderen Seite N 3 *taiyi* akupunktiert und wieder *dao qi* angewendet. Das Gefühl von *dao qi* floss bis in den Kehlkopf, und der Patient berichtete, dass das Durstgefühl und die Trockenheit nachlassen würde. Sobald das Gefühl des Fließens am Punkt *taixi* geringer wurde, wurde *dao qi* nochmals wiederholt.

Als der Patient zur nächsten Behandlung kam, berichtete er, dass er in der Nacht nach der Behandlung gut geschlafen hatte. Das Engegefühl in der Brust war verschwunden und er musste nicht mehr husten, sein Hals war aber immer noch ein wenig rauh. Nach der zweiten Behandlung besserten sich auch die letzten Symptome. Nach der fünften Behandlung waren alle Symptome verschwunden und traten nicht wieder auf.

Dieses Beispiel zeigt, dass man *dao qi* nicht an allen Punkten anwenden muss, die in einer Behandlung akupunktiert werden. Der Punkt Lu 9 *taiyuan* liegt in der Nähe eines Knochens, aber noch wesentlicher ist, dass er ganz nahe bei der Radialarterie liegt, und das schränkt das Ausmaß der Manipulationsmöglichkeiten hier stark ein. Ein Beispiel für die Behandlung einer Trigeminusneuralgie, das wir später behandeln werden, wird die Möglichkeiten der Anwendung von *dao qi* an Akupunkturpunkten in der Nähe von knöchernen Strukturen zeigen.

3. Durchfall

Infolge übermäßigen Essens besonders von sehr viel fetten Speisen entwickelte ein Patient wässrige Durchfälle, Blähungen, Magenschmerzen und Appetitverlust. Als er zur Behandlung kam, hatte er drei Tage lang an diesen Symptomen gelitten.

Der Patient war müde und machte einen teilnahmslosen Eindruck. Seine Pulse waren langsam und drahtig, die Zungenspitze etwas rot und der Zungenbelag dünn, fettig und ein wenig gelblich.

Die Punkte KG 12 *zhongwan* und Ma 36 *zusanli* wurden ausgewählt, um das *qi* von Magen und Eingeweiden zu regulieren. Diese Punktauswahl richtet sich nach der Regel aus dem *Nei Jing*: „Wenn das *yang* erkrankt ist, behandle *yin*". KG 12 *zhongwan* ist der *mu*-Alarmpunkt des Magens und gleichzeitig der einflussreiche Punkt für die *yang*-Organe *(fu)*. Die *mu*-Alarmpunkte liegen auf dem *yin*-Bereich des Rumpfes und man schätzt ihren Charakter deshalb als *yin* ein. Ma 36 *zusanli* ist der *he*-Meerpunkt des Magens und liegt auf der unteren Extremität, das ist auch eine Region mit *yin*-Charakter. Bei Durchfällen ist Ma 36 einer der wichtigsten Punkte, die man für die Behandlung in Betracht ziehen sollte.

Dao qi floss vom Punkt KG 12 *zhongwan* bis etwa fünf Zentimeter unter den Nabel. Dann wurde *dao qi* nochmals angewendet, um es direkt nach oben in den Magen zu leiten. Weil sich Symptome im Darm und im Magen fanden, wurde *dao qi* so geleitet, dass es beide Regionen erreichen konnte. Als erstes wurde es deswegen zum Darm geleitet, weil das Aufsteigen des trüben *qi* das normale saubere *qi* daran hinderte, den Magen zu erreichen. Indem das trübe *qi* zuerst nach unten geleitet wurde, konnte sichergestellt werden, dass das normale *qi* nach oben laufen und seinen Platz im Magen einnehmen konnte. Schließlich wurde *dao qi* auch an beiden Beinen am Punkt Ma 36 *zusanli* angewendet und die Empfindung floss den ganzen Weg bis zum Magen hoch. Bei jeder Behandlung mit *dao qi* kann man sehen, dass der Effekt um so besser wird, je weiter die Empfindung fließt.

Die letzten beiden Beispiele befassen sich mit der Behandlung von Störungen des *qi* in den Meridianen. Diese Probleme spielen sich auf der Körperoberfläche ab, nicht im Körperinneren.

4. Trigeminusneuralgie

Diese Patientin kam zur Behandlung eines plötzlich aufgetretenen Schmerzes in der Gegend des Os zygomaticum und um den Mund und das Kinn herum. Die Schmerzstärke der Patientin war sehr stark und die Haut der betroffenen Region schon bei leichter Berührung schmerzempfindlich.

Die Patientin hatte schon vorher Schmerzattacken gehabt, die bei jedem Auftreten heftiger wurden. Zuerst dachte sie, dass sie Zahnschmerzen hätte, die schlimmer wurden, aber der Zahnarzt fand bei der Untersuchung keine Ursache heraus.

Durch Befragung konnte herausgearbeitet werden, dass ihre Symptome immer auftraten, wenn sie überarbeitet und übermüdet war. Ihre Pulse waren beschleunigt und eng und ihre Zunge war rot mit einem sehr dünnen Zungenbelag. Es wurde die Diagnose einer Trigeminusneuralgie gestellt, die durch *yin*-Nierenfeuer verursacht wurde und dadurch, dass das trübe *qi* den Kopf angreift.

Für die Behandlung wurden die Punkte Ma 7 *xiaguan*, Di 3 *sanjian* und Bl 65 *shugu* ausgesucht; das Ziel war dabei, das trübe *qi* wieder auf seinen Platz im unteren Erwärmer zu schicken und das *qi* im Gesicht zu regulieren.

Die Behandlung begann am Punkt Ma 7 *xiaguan*, und das *qi*-Gefühl lief vom Punkt Ma 7 *xiaguan* in den Unterkiefer und zum Mund. *Dao qi* wurde am Punkt Ma 7 *xiaguan* dreimal und dann am Punkt Di 3 *sanjian* dreimal durchgeführt. Der letzte Punkt wurde auf der dem Schmerz gegenüberliegenden Seite akupunktiert. Zum Schluss wurde *dao qi* am Punkt Bl 65 *shugu* angewendet, wobei das Gefühl das Bein hinauf floss. Die Punkte Bl 65 *shugu* und Di 3 *sanjian* sind sehr empfindliche Punkte. Wenn man hier mit *dao qi* manipuliert, muss man manchmal die Behandlungsdauer abkürzen, damit die Behandlung nicht zu stark wird für den Patienten.

Eine gewisse Reduktion der Schmerzstärke konnte während der ersten Behandlung bereits erreicht werden. Nach drei Behandlungen hatte sie sich völlig erholt. Das ist ungewöhnlich, denn eine Trigeminusneuralgie ist normalerweise recht hartnäckig und erfordert meist viele Behandlungen. Die schnelle Erholung der Patientin hatte mehr als einen Grund. *Dao qi* sollte die normale Reaktion auf die Therapie allein schon beschleunigen. Außerdem ist aus Erfahrung bekannt, dass eine Behandlung von Schmerzen besonders erfolgreich ist, wenn man sie dann durchführt, wenn die Schmerzen aktuell vorhanden sind. Dies ist besser, als im Intervall zu behandeln.

5. *Bi*-Syndrom und Schulterschmerzen

Ein Patient hatte sich die rechte Schulter bei der Arbeit gezerrt und hatte anschließend zeitweilig Schmerzen beim Heben des Armes. Weil der Zustand chronisch zu werden schien, wollte er behandelt werden. Die Schulterschmerzen traten in der Gegend des Dünndarm-meridians auf und wurden auf Druck schlimmer, obwohl dort keine Schwellung und kein Zeichen einer Entzündung zu sehen war. Beim Anheben des Armes waren die Schmerzen immer dann stärker, wenn der Patient von der Arbeit übermüdet war. Seine Pulse waren drahtig und langsam, der Zungenbelag dünn und gelb, und der Zungenkörper hatte eine normale Farbe.

Die Diagnose zeigte, dass das Aufbau-*qi* und das Abwehr-*qi* im Bereich der Schulter gestört waren. Dadurch konnten Wind, Kälte und Nässe eindringen und den normalen Fluss von *qi* in den Meridianen blockieren.

Mit dem Ziel, die äußeren pathogenen Faktoren Wind, Kälte und Nässe zu vermindern, wurde die betroffene Region mit der Hautnadel beklopft, bis zum Auftreten von Petechien, aber ohne eine Blutung hervorzurufen. Dann wurde die Schulter geschröpft. Das ganze sedierende Verfahren dauerte etwa zehn Minuten. Nach der Entfernung der Schröpfköpfe wurde die Schulter mit indirekter Moxibustion etwa fünf Minuten lang behandelt.

Damit waren die sedierende und die tonisierende Behandlung der betroffenen Region beendet. Dann wurde *dao qi* am Punkt Gb 34 *yanglingquan* auf der linken Seite angewendet. Bei chronischen Problemen behandelt man am Anfang im Allgemeinen auf der der Erkrankung entgegengesetzten Seite. Das macht man deshalb, weil die nicht betroffene Seite mehr *qi* besitzt als die betroffene.

Viermal wurde *dao qi* innerhalb von zwanzig Minuten durchgeführt und nur der Punkt Gb 34 *yanglingquan* auf der linken Seite wurde behandelt. Der Patient fühlte sich am Ende der Behandlung um etwa neunzig Prozent gebessert, und als er zu einer zweiten Behandlung wieder kam, war er schmerzfrei.

Es gab sicher mehrere Gründe, weshalb diese Behandlung mit nur einem Akupunkturpunkt so erfolgreich war. Zum Einen wurde die Wirksamkeit der *dao qi*-Manipulation dadurch verstärkt, dass die Behandlung mit Beklopfen, Schröpfen und Moxibustion begonnen und so die pathogenen Faktoren reduziert und das *qi* in der Region gekräftigt worden war.

Zweitens war es eine richtige Wahl, den einen Akupunkturpunkt auf der Gegenseite auszuwählen, und Gb 34 *yanglingquan* ist aus Erfahrung ein sehr wirksamer Punkt zur Behandlung von Schmerzen und motorischen Problemen der Schulter.

Drittens handelt es sich bei Gb 34 *yanglingquan* um einen Fernpunkt. Ein Charakteristikum des klassischen Akupunkturstils ist die strenge Bevorzugung von Fernpunkten zur Behandlung. Das *Nei Jing* hält Fernpunkte im Allgemeinen für die wirkungsvollsten Akupunkturpunkte, und hierfür spricht auch die klinische Erfahrung in der ganzen Geschichte der Chinesischen Medizin.

Viertens handelt es sich beim Punkt Gb 34 *yanglingquan* um den einflussreichen Punkt für Sehnen, die Bewegungen kontrollieren. Jede Gesundheitsstörung, bei der Bewegungsmöglichkeiten betroffen sind, bei der entweder die Bewegung eingeschränkt ist oder es sich um eine Verletzung als Ergebnis einer Bewegung handelt, zeigt, dass Sehnen beteiligt sind. Die Behandlung mit Gb 34 *yanglingquan* bei Problemen unter Beteiligung von Sehnen ist besonders wirkungsvoll, wenn die betroffene Region oder das Gelenk, in diesem Fall die Schulter, zur selben Zeit bewegt wird, während die Nadel manipuliert wird.

Moxibustion

Die Wunderdroge Artemisia vulgaris

Der Begriff für Akupunktur in der chinesischen Sprache, *zhen jiu*, umfasst sowohl Akupunktur *zhen* als auch Moxibustion *jiu*. Im Westen wird viel mehr Wert auf die Nadelung gelegt und der große therapeutische Wert der Moxibustion wird oft übersehen.

Jahrhunderte klinischer Erfahrung haben gezeigt, dass immer dann, wenn die Anwendung von Nadeln oder Kräutern nicht erfolgreich ist, man mit Moxibustion immer noch gute Ergebnisse erzielen kann. Die Anwendung von Moxa auf dem Nabel ist besonders gut geeignet zur Behandlung von unheilbaren oder wandernden gesundheitlichen Problemen. In Situationen des allgemeinen Zusammenbruchs, wie beim Schlaganfall vom Mangeltyp beispielsweise, kann Moxibustion eine lebensrettende Therapie sein. Eine Behandlung des lebensbedrohlichen Zusammenbruchs ist die Verabreichung eines Tees aus hochkonzentriertem wildem chinesischem Ginseng *shan shen*. Aber eine einzige Wurzel wilder Ginseng von guter Qualität kann leicht mehrere zehntausend Dollar kosten. Moxibustion auf die Punkte KG 8 *shenque*, KG 6 *qihai* und KG 4 *guanyuan* kann dieselbe Wirkung wie wilder Ginseng in diesem Fall erzielen und kostet doch nur einige Pfennige.

Moxibustion ist nicht nur eine sehr wirksame Behandlungsform, sondern auch gut geeignet zur Vorbeugung und zur Anhebung der Widerstandskraft des Körpers gegen Erkrankungen. Zhuang Zi, der berühmte taoistische Philosoph und Schüler von Lao Zi, schrieb, dass Konfuzius eine außergewöhnlich gute Gesundheit besass und deshalb nie krank wurde, weil er regelmäßig Moxibustion anwendete.

Der chinesische Begriff für Moxibustion *jiu* ist ein Bild aus den zwei Teilen „Zeit" und „Feuer". Eine frühe Form der Behandlung für verschiedene Leiden, die durch den Angriff äußerer Pathogene wie Wind, Kälte und Nässe entstehen, bestand darin, dass man sich Hitze zunutze machte, indem man sich nahe ans Feuer setzte. Die Moxatherapie wurde anfänglich durch Experimente mit glimmenden Zweigen verschiedener Pflanzen entwickelt, deren therapeutische Wirkung man herausfinden wollte. Diese Versuche führten zu besserem Verständnis der Moxibustion als einer Möglichkeit zur Therapie und führte dann zur Entwicklung einer Reihe von unterschiedlichen Moxatherapien, die viel ausgefeilter sind als die, welche man zur Zeit in den westlichen Ländern anwendet. Ein Beispiel dafür ist die Anwendung von Pasten aus verschiedenen Kräutern. Diese Paste wird zu einer zwei Millimeter dicken Pastete geformt und direkt auf den Akupunkturpunkt gelegt. Dabei wählt man verschiedene Kräuterpasten jeweils für die unterschiedlichen Effekte aus. Dann legt man einen glimmenden Moxakegel auf die Pasteten.

Das kühle Klima in Chinas Norden fördert die Tatsache, dass die Moxatherapie mehr betont wird als im warmen Klima des Südens. Akupunkteure aus dem Norden Chinas kennen weiter entwickelte Ansätze für die Moxatherapie. Es gab immer einige Therapeuten im Norden, die nie Nadeln oder Kräuter zur Behandlung benutzten, sondern nur Moxatherapie, und man kann heute noch einige wenige Therapeuten finden, die so praktizieren.

Als man mit verschiedenen Kräutern zur Moxibustion experimentierte, fand man heraus, dass Artemisia Vulgaris *ai rong* (Beifuß) die einzigartige Eigenschaft besitzt, dass seine Hitze tief unter die Haut dringt. Das führte dazu, dass diese Pflanze heute das führende Kraut zur Moxatherapie ist. Auch in China meint man mit Moxatherapie im

Allgemeinen den therapeutischen Einfluss von brennendem Artemisia vulgaris auf betroffene Körperteile und Akupunkturpunkte. Auch wenn manchmal andere Kräuter mit Beifuß kombiniert werden, wird sich die Diskussion hier doch nur auf das reine Artemisia vulgaris beziehen.

Ein Zeichen für gute Gesundheit ist die normale Zirkulation von *qi* und Blut. Moxakraut ist deswegen therapeutisch wirksam, weil die Hitze des glimmenden Krautes tief in den Körper eindringen kann und damit die Zirkulation von *qi* und Blut in den Meridianen stimuliert wird. Außerdem entweichen volatile Öle aus dem brennenden Moxa, dringen durch die Haut in die Meridiane und können so ihre Wirksamkeit zusätzlich entfalten. Die Lokalisation der Punkte ist bei dieser Art Behandlung nicht so wichtig wie bei der Akupunktur, denn die Hitze des Moxa strahlt in einen relativ großen Bezirk aus.

Je älter und trockener das Moxakraut, desto besser ist die therapeutische Wirkung. Für den therapeutischen Gebrauch sollte Moxakraut mindestens drei Jahre alt sein, aber Moxa von guter Qualität ist mindestens sieben Jahre alt oder sogar älter. Je schwerwiegender oder chronischer die Erkrankung ist, die mit Moxibustion behandelt wird, desto älter sollte das Moxa sein, um die besten Ergebnisse zu bekommen.

Oft sind die Wirkungen von Moxibustion auf Akupunkturpunkte die gleichen wie das Einführen der Nadeln. Ma 36 *zusanli* ist ein ausgezeichneter Punkt zur Behandlung von Atemnot, man kann hier mit gleicher Wirkung akupunktieren oder moxibustieren. Wenn man Ma 36 *zusanli* als Notfallpunkt zur Behandlung einer Herzattacke benutzt, wird nur die Akupunktur erfolgreich sein. Bei anderen Gelegenheiten ist Moxibustion der Akupunktur überlegen. Im *Nei Jing* wird regelmäßige Moxibustion von Ma 36 *zusanli* als wichtigste Methode zur Verlängerung des Lebens und Verbesserung der Gesundheit empfohlen. Zur wachsenden klinischen Erfahrung jedes Therapeuten gehört, herauszufinden, wie die verschiedenen therapeutischen Techniken auf die jeweiligen Akupunkturpunkte wirken können.

Man kann Moxatherapie mit vielen unterschiedlichen Methoden anwenden, die man aber in zwei Kategorien aufteilen kann:

1. Die direkte Anwendung, bei der das angezündete Moxakraut direkt auf die Haut des Patienten aufgebracht wird.

2. Die indirekte Anwendung. Hier gibt es verschiedene Methoden, die Meridiane zu wärmen und zu stimulieren, ohne dass das glühende Moxakraut in Berührung mit der Haut des Patienten kommt. Derzeit wird mehr mit der indirekten Moxibustionsmethode gearbeitet, weil sie sicherer und angenehmer für den Patienten ist.

Meistens sind die Wirkungen der verschiedenen Applikationsformen von Moxakraut gleich. In den klassischen Vorschriften ist jedoch oft die direkte Moxibustion gemeint. Wenn im *Nei Jing* die häufige Moxibustion auf Ma 36 *zusanli* empfohlen wird, heißt es dort: „*Zusanli* darf nie trocken werden." Das ist ein Hinweis auf die unvermeidlichen kleinen Wasserblasen, die dann entstehen, wenn man häufig direkt moxibustiert. Manchmal bekommt man nur mit einer bestimmten Methode der Moxibustion den erwünschten Effekt. Indirekte Moxibustion über einer Lage Salz, Ingwerscheiben, Knoblauch oder Kräuterpasten wählt man je nach der Wirkung aus, die man erzielen möchte. Direkte Moxibustion auf Ma 36 *zusanli* und Gb 39 *xuanzhong* ist die bevorzugte Behandlungsmethode zur Vorbeugung eines Schlaganfalls. Die direkte Anwendung der Moxibustion hat eine weitere Wirkung, die anderen Moxibustionsmethoden fehlt: pathogenes *qi* wird damit aus Akupunkturpunkten und Meridianen entfernt. In Form einer vorbeugenden Behandlung zur Verhütung eines Schlaganfalls reduziert direkte Moxibustion pathogenen Wind in Meridianen und Verbindungsgefäßen, außerdem wird das Lebens-*qi* gekräftigt und der Kreislauf des *qi* in Schwung gebracht.

Eine Moxatherapie ist oft eine willkommene Behandlungsform für viele Patienten, weil die Wirkungen einerseits entspannend und andererseits anregend sind. Moxibustion regt den Kreislauf von *qi* und Blut in milder Weise an, dadurch wird der Stoffwechsel auch verbessert und ein Gefühl des Wohlbefindens stellt sich ein, und außerdem ist die sanfte Wärme des Moxa sehr beruhigend.

Man kann Moxibustion auch zur Verbesserung des emotionalen Gleichgewichts anwenden, indem man die allgemeine gesundheitliche Situation kräftigt. In der Theorie der Chinesischen Medizin haben die geistig-seelische Gesundheit und die allgemeine Gesundheit eine wichtige reziproke Beziehung. Aus dem Gleichgewicht geratene Emotionen und Aufregungen, die man die innerlichen Ursachen von Erkrankungen nennt, vermindern den normalen Fluss von *qi* und Blut zu den Geweben. Auf der anderen Seite sind gesunde Menschen nach der Aussage des *Nei Jing* in der Lage, ihre Emotionen zu kontrollieren, was dazu beiträgt, dass sie glückliche und freundliche Menschen bleiben.

Die Grundlagen der chinesischen medizinischen Theorie halten fest, dass verschiedene Bereiche des Bewusstseins und der geistigen Fähigkeiten mit den unterschiedlichen Organfunktionen zusammenhängen und nicht nur allein aus dem Gehirn entstehen. Ist der gesundheitliche Zustand des jeweiligen Organs kräftig, dann ist die geistige und emotionale Situation dazu passend ebenfalls gut. Im Gegensatz dazu können sehr schwache Menschen ausgesprochen emotional sein, weil sie einfach nicht stark genug sind, um ihre Emotionen zu kontrollieren. Moxibustion auf den Punkt KG 6 *qihai* ist eine einfache und wirksame Verschreibungsvorschrift, um die emotionale Stabilität zu fördern. Das kommt daher, dass dieser Punkt KG 6 *qihai* die Zirkulation des Lebens-*qi* fördert und kräftigt.

Der Anwendungsbereich der Moxatherapie kann ebenso umfassend sein wie die Kräutertherapie oder Akupunktur. Wie wir schon festgestellt haben, gibt es Therapeuten, die nur moxibustieren und keine anderen Therapien anwenden. Ein Hinweis darauf, wie wirksam diese Behandlung sein kann, ist die Tatsache, dass in manchen Fällen, wenn andere Therapien nicht zu einer Verbesserung der Situation geführt haben, man mit Moxibustion noch immer ein positives Ergebnis erzielen kann. Aber anstatt alle Therapien bis zum absoluten Stillstand auszureizen, kombiniert man besser Moxibustion von Anfang an mit anderen Behandlungen, um so die therapeutische Antwort zu verstärken.

Leitlinien für die Behandlung mit Moxibustion

Am meisten ist die Moxibustion bekannt zur Behandlung von Kälte, Mangelzuständen und chronischen Erkrankungen. Aber man kann die Methode außer bei Problemen durch Kälte auch bei Erkrankungen mit *yang* und Hitze einsetzen. Akute Erkrankungen sind *yang*, und man kann zum Beispiel Durchfälle, Grippe und Erkältungen auch mit Moxibustion behandeln. Man kann sogar bei fieberhaften Erkrankungen durch äußere pathogene Faktoren moxibustieren, wenn das Fieber nicht zu hoch ist. Eine leichte Moxibustion in Kombination mit Akupunktur am Punkt LG 14 *dazhui*, diesem berühmten Punkt zur Therapie von Fieber, vertreibt das pathogene *qi*, das das Fieber hervorgerufen hat. Pathogenes *qi* neigt zur Stagnation, während normales *qi* im Körper zirkuliert. Die Hitze der Moxibustion bringt Bewegung in das Fieber verursachende pathogene *qi* und dadurch verteilt es sich und verschwindet. Man kann Moxibustion auch mit Akupunktur kombinieren zur Behandlung von Schlaganfällen mit Überschusscharakter und bei Krämpfen. Zuerst führt man eine sedierende *xie*-Behandlung mit Akupunktur durch, um den Überschuss an pathogenen Faktoren zu reduzieren, dann wird eine milde Moxibustion über dem Nabel gegeben. Das macht man, weil die ganze Erkrankung zu einer Schwächung des normalen *qi* des Patienten führt, und eine milde Moxibustion trägt dazu bei, den Patienten wieder zu kräftigen.

Wie bei der Akupunktur behandelt man auch bei der Moxibustion in einer bestimmten Abfolge, im wesentlichen von *yang* nach *yin*. Das bedeutet, dass man Punkte auf dem Rücken zuerst und dann Punkte auf der Vorderseite des Körpers behandelt, dass man von oben nach unten moxibustiert, also zuerst am Kopf und dann am Rumpf, an den Armen und zuletzt an den Beinen.

Man kann mit Moxibustion auch tonisierend und sedierend behandeln. Dabei bedeutet im allgemeinen eine längere Behandlungszeit eine Sedierung *xie* und eine kürzere Behandlungszeit eine Tonisierung *bu*. Bei der Moxibustion gilt ebenso wie bei der Akupunktur, dass der Zeitfaktor als der bestimmende Faktor für Sedierung *xie* und Tonisierung *bu* flexibel gehandhabt werden muss. Eine Kälte in tiefen Körperschichten kann eine langdauernde Moxibustion erfordern. Bei schwachen Patienten, die die Klage äußern, dass sie „kalt bis auf die Knochen" sind, muss man die Moxibustion auf Gb 39 *xuanzhong* manchmal mindestens fünfzehn Minuten lang auf jedem Punkt anwenden, wenn man einen Moxastab benutzt. Moxibustiert man über längere Zeit, muss man aufpassen, dass man die Haut nicht verletzt. Man kann die Technik der warmen Nadel bei Erkrankungen durch Kälte anwenden, indem man Moxa auf dem Handgriff der Akupunkturnadel abbrennt, und das soll man mindestens zwanzig Minuten lang durchführen. Eine andere Art der Festlegung von Tonisierung oder Sedierung richtet sich nach der Stärke der Behandlung. So gilt eine milde Moxibustion als Tonisierung *bu* und eine starke Moxibustion als Sedierung *xie*.

Im Allgemeinen benötigt man für eine Moxibustion drei bis fünf Moxakegel auf jedem Akupunkturpunkt oder zehn bis fünfzehn Minuten Behandlung mit dem Moxastab. Die allgemeine Konstitution des Patienten ist im Wesentlichen die Grundlage für die Festlegung, wie große oder wie viele Moxakegel man benutzt, wie lange man mit der warmen Nadel oder dem Moxastab behandelt und wie viele Punkte man behandelt. Dabei ist der wichtigste konstitutionelle Faktor der allgemeine Kräftezustand des Patienten. Bei einem geschwächten Patienten kann eine zu lange oder zu starke Behandlung zu einer weiteren Schwächung führen und die Symptome noch verstärken. Der zweite konstitutionelle Faktor ist das Alter, wobei alte Menschen, Kinder und Kleinkinder zu den empfindlichen Personen zählen.

Auch die Art der krankhaften Bedingungen bestimmt die Dauer und Stärke der Behandlung. Bei einer Krankheit durch Kälte kann man längere Zeit moxibustieren und dennoch keinen sedierenden Effekt auf das *qi* des Patienten erzielen. Auch spielt es eine Rolle, an welcher Stelle man moxibustiert, denn in manchen Körperregionen ist die Haut dünner und hitzeempfindlicher als in anderen. Ganz besonders muss man bei Patienten mit reduzierter Sensibilität, mit Taubheitsgefühlen oder Neuropathie aufpassen, dass man Verbrennungen vermeidet, wenn man sie entweder direkt oder indirekt an den betroffenen Stellen moxibustiert.

Bei Patienten mit einem Mangelzustand des *yin (yin xu)* oder mit hohem Blutdruck muss man sehr zurückhaltend mit der Indikation zur Moxibustion sein. Bei diesen Patienten darf man nicht am Kopf, am Rumpf oder an den oberen Extremitäten moxibustieren, denn die Hitze kann diese Erkrankungen verschlimmern. Bei Hypertonikern kann Moxibustion in den verbotenen Gebieten den Blutdruck noch steigern oder sogar einen Schlaganfall auslösen. In jedem Fall kann man aber Punkte unterhalb des Knies benutzen, also z. B. Ma 36 *zusanli* und Gb 39 *xuanzhong* bei hohem Blutdruck und milde indirekte Moxibustion über einer Ingwerscheibe auf dem Punkt N 3 *taixi* bei Fällen mit *yin*-Mangel.

Eine klare Kontraindikation zur Moxibustion gibt es für Patienten mit hohem Fieber aufgrund von äußeren pathogenen Faktoren oder durch Mangel an *yin*. Außerdem moxibustiert man nicht über Herz und Leber, in der Nähe von Arterien, im Nacken oder im Gesicht, auf dem Bauch und in der Lumbosakralregion bei schwangeren Frauen.

Die allgemeinen Regeln zur Anwendung von Moxa sind sehr flexibel. Auch die Richtlinien im *Nei Jing* zur Moxibustion: „Bei Überschuss benutze mehr Nadeln und weniger Moxa, bei Mangel benutze weniger Nadeln und mehr Moxa", sind keine festen Regeln. Die entscheidenden Faktoren, die darüber bestimmen, wie man Moxibustion einsetzt, sind die, ob der Patient kräftig oder schwach ist, ob die pathologische

Situation akut oder chronisch ist, ob es sich um Überschuss oder Mangel handelt, und ob Schmerzen geklagt werden oder nicht.

Verschreibungen mit Moxibustion

Eine Behandlungsmethode nach der Meridiantheorie

Man kann Akupunktur und Moxibustion für kosmetische Zwecke und zum Facelifting anwenden. Heutzutage wird das im Allgemeinen nur mit dem Ziel durchgeführt, das äußere Erscheinungsbild zu verbessern. In antiken Zeiten wurde der Beziehung zwischen der äußeren Erscheinung und der zugrundeliegenden Gesundheit mehr Wert beigemessen, und der Gesichtsausdruck wurde als diagnostischer Aspekt benutzt, um die gesundheitliche Situation des Patienten zu bestimmen und einen entsprechenden Behandlungsplan zu entwickeln. Aus historischer Sicht wurden bei diesem besonderen Ansatz der Meridiantheorie in Kombination mit Moxibustion der größte Wert auf die Meridiane von Leber und Niere gelegt.

Die Indikationen für bestimmte Meridiane, wie sie in der Folge aufgelistet werden, richten sich nach den Beziehungen von acht ausgewählten Meridianen zu verschiedenen Körpertypen und zu verschiedenen kosmetischen Störungen. Folgt man diesen Entsprechungen, kann man Moxibustion auf die entsprechenden Meridiane applizieren, um die gesamte Wirkung der Behandlung zu verstärken. Wenn man in dieser Weise behandelt, muss man nicht unbedingt besondere Akupunkturpunkte behandeln, man kann irgendwo entlang dem Meridian moxibustieren. In alten Zeiten hatten die Therapeuten eine breitere Sicht der Meridiantheorie als neuzeitliche: Sie sahen die Meridianteile, die von den Rücken-*shu*-Punkten zu den zugehörigen Organen laufen, als Teile der Hauptmeridiane an. Beispielsweise wurde Moxibustion auf Bl 22 *sanjiaoshu* betrachtet als Moxibustion des Dreifachen Erwärmer Meridians.

Der Lebermeridian: Die Leber wird als Blutspeicher betrachtet. Sie speichert Blut und steuert die Menge des kreisenden Blutes. Außerdem regiert die Leber den gleichmäßigen Fluss von *qi* und fördert daher die ebenmäßige Funktion von Meridianen und Verbindungsgefäßen und der *zang-fu*, besonders was die Verdauung und die Absorption von Nahrungsmitteln durch Milz und Magen angeht. Der gleichmäßige Fluss von *qi* steht auch in einer Beziehung zu einer gesunden emotionalen Aktivität. Eine Entgleisung der Leberfunktion kann begleitet werden durch Störungen des emotionalen Gleichgewichts, also z. B. durch Depressionen, Reizbarkeit und unkontrolliertem Zorn.

Man kann den Lebermeridian bei übergewichtigen und sehr dicken Patienten moxibustieren. Außerdem behandelt man ihn bei Sommersprossen, Ausschlag im Gesicht und bei dunklen Flecken auf der Haut, so wie man sie bei der Addison'schen Krankheit sieht.

Der Nierenmeridian: Die Niere ist die Wurzel des *qi* des ganzen Körpers und die Quelle von *yin* und *yang*.

Moxibustion über dem Nierenmeridian ist gut für den sehr schlanken oder knochigen Menschentyp. Andere Indikationen für den Nierenmeridian sind Schwellungen oder Ödeme, und ölige Hautbeschaffenheit. Sommersprossen auf der Haut können auch eine Störung des Nierenmeridians sein, wenn der Patient dünn ist. Die Niere ist auch verantwortlich für die Produktion von Mark. Dabei gilt das Gehirn als „Meer von Mark", und man kann bei Störungen des geistigen oder emotionalen Gleichgewichts auch über dem Nierenmeridian moxibustieren.

Der Blasenmeridian: Der Blasenmeridian wird benutzt, um Übergewicht im Rahmen zu halten. Man moxibustiert den Meridian bei Patienten, deren Gesicht immer gerötet ist und auch bei Patienten mit blassem Gesicht. Auch Herpes oder Ausschlag im Gesicht, der immer vor der Periode auftritt, sowie Krämpfe bei der Menstruation können auf diesem Meridian behandelt werden. Treten während der Schwangerschaft oder nach der Entbindung Sommersprossen auf, dann kann man auch den Blasenmeridian moxibustieren. Im Allgemeinen führt man die Moxibustion auf dem Blasenmeridian über den Rücken-*shu*-Punkten durch.

Dickdarmmeridian und Dünndarmmeridian: Beide Meridiane sind gut geeignet zur Behandlung und Vorbeugung von Urtikaria, Ekzemen, Allergien, Verstopfung und Durchfällen. Besonders wenn es sich um einen knochigen Menschentyp handelt, entscheidet man sich dazu, den Meridian zu moxibustieren. Dies kann man auch tun, um Gewichtszunahme zu fördern und um das Strahlen der Haut, besonders des Gesichts, zu vermehren.

Der Magenmeridian: Moxibustion des Magenmeridians verbessert die Abwehrkräfte und verhindert das Ausbrechen von Herpes und Ausschlägen. Man bekämpft damit auch ungewöhnliche Sekretionen aus der Haut, die man auf schlecht verdaute Nahrung zurückführt. Außerdem verbessert Moxibustion des Magenmeridians die Farbe und den Glanz der Haut.

Der Meridian des Dreifachen Erwärmers: Dieser Meridian wird moxibustiert, um das Abwehr-*qi (wei qi)* zu kräftigen.

Der Milzmeridian: Die Funktion der Milz ist die Produktion von Blut und *qi*. Die Milz überwacht die Dicke und Kraft der Muskulatur und fördert das Gleichgewicht der Muskeltätigkeit.

Zwölf Punkte, die den ganzen Körper beeinflussen

Viele Akupunkturpunkte haben nur eine Wirkung auf den zugehörigen Meridian und das zugehörige Organ, aber nicht auf den ganzen Körper. Sogar wichtige und machtvolle Punkte wie beispielsweise die *xi*-Grenzpunkte, werden eher aufgrund ihrer eingeschränkten Wirkung ausgesucht, als um komplexe miteinander verbundene Systeme des ganzen Körpers zu behandeln. Die zwölf unten aufgeführten Akupunkturpunkte werden sehr häufig moxibustiert, um den Stoffwechsel zu stärken und die Abwehrkräfte zu stärken und damit den ganzen Körper zu therapieren.

Di 11 *quchi*	KG 4 *guanyuan*
Ma 36 *zusanli*	Bl 12 *fengmen*

MP 6 *sanyinjiao*	Bl 13 *feishu*
MP 10 *xuehai*	Bl 18 *ganshu*
KG 12 *zhongwan*	Bl 20 *pishu*
KG 6 *qihai*	Bl 23 *shenshu*

Diese zwölf Punkte sind für ihre unterschiedliche Wirkung auf Stoff-wechselprozesse des Körpers bekannt, die man zusammenfassend die allgemeinen Funktionen der Bildung und des Kreislaufs von *qi* und Blut nennt. Drei Punkte aus der Liste, Bl 23 *shenshu*, MP 10 *xuehai* und MP 6 *sanyinjiao*, haben darüber hinaus noch weitere metabolische Wirkungen, die man in der Schulmedizin wohl am ehesten als endo-krine Wirkungen bezeichnen würde.

Moxibustiert man häufig die Punkte Bl 12 *fengmen* und Ma 36 *zusanli*, dann kann man das Abwehr-*qi* aufbauen. Damit hat man eine vorbeugende Behandlung zur Verbesserung der Abwehr gegenüber äußeren pathogenen Faktoren. *Fengmen* bedeutet „die Tür zur Behandlung von Wind". Der Begriff „Wind" ist hier gleichbedeutend mit „Erkrankung", was darauf hindeutet, dass der Punkt Bl 12 *fengmen* wichtig ist zur Stärkung der Abwehrkraft des Körpers gegenüber Erkrankungen.

Verschiedene Anwendungsvorschriften zur Moxibustion und Behandlungsbeispiele

Schock oder Kollaps, wobei Hände und Füße extrem kalt sind, kein Puls oder ein sehr schwacher Puls tastbar ist: Zehn reiskorngroße Moxakegel auf beiden Seiten auf N 3 *taixi.*

Unregelmäßiger Herzschlag: LG 4 *mingmen* und KG 4 *guanyuan*. Ein Patient mit diesem Symptom wurde fünfzig Tage so behandelt. In dieser Zeit wurde sein Puls wieder normal.

Chronische schlimme Krämpfe während der Menstruation: Eine Patientin hatte diese Beschwerden über fünf Jahre und sie verschlim-merten sich kontinuierlich. Sieben bis neun Moxakegel wurden auf KG 4 *guanyuan* und auf Ma 29 *shuidao* beiderseits an jedem zweiten

Tag angewendet. Nach einem Monat waren die Symptome wesentlich gebessert. Die Behandlung wurde dann mit dem Moxastab weiter geführt.

Kalte Hände und Füße, die Steifheit und Taubheitsgefühle hervorrufen: MP 6 *sanyinjiao*.

Lungentuberkulose: Bl 43 *gaohuangshu*, Bl 17 *geshu* und Bl 19 *danshu*. Der Punkt Bl 43 *gaohuangshu* ist nicht nur sehr gut geeignet zur Behandlung von Problemen der Lunge, sondern auch ein sehr guter Moxibustionspunkt zur Kräftigung der Abwehrkräfte.

Bei der Tuberkulose handelt es sich um eine konsumierende Erkrankung und dabei findet man immer ein gewisses Maß an *yin*-Mangel. Aber fast neunzig Prozent aller Tuberkulosekranken haben einen weißen Zungenbelag, der auf den Einfluss von Kälte hinweist. Wenn die Pulse beschleunigt und schwach, aber Hände und Füße des Patienten kalt sind, oder wenn der Zungenkörper oder der Zungenbelag Kältezeichen zeigen, kann man Moxibustion anwenden. Bei der Untersuchung der Faktoren Hitze und Kälte zur Festlegung, ob man moxibustieren kann, ist die Zunge der wichtigste Indikator, die Pulse sind der zweitwichtigste Indikator und das Verlangen des Patienten nach heißen oder kalten Getränken der dritte Indikator.

Hernien: Sieben Moxakegel direkt auf Le 1 *dadun*. Bei dieser Behandlung sind die Moxakegel so groß wie Mungbohnen.

Chronischer Husten: Drei Moxakegel direkt auf KG 22 *tiantu*.

Schluckauf: KG 12 *zhongwan*. Ein weißer Zungenbelag deutet auf einen Mangelzustand und den Einfluss von Kälte im Magen hin.

Kyphose oder gebeugter Rücken: LG 12 *shenzhu*. Der chinesische Begriff *shenzhu* bedeutet „das Kissen für den Körper" und der Punkt ist ein wichtiger Tonisierungspunkt für Patienten, die nicht aufrecht stehen können.

Schwerer chronischer Durchfall, der zu Bewusstlosigkeit geführt hat: Indirekte Moxibustion wurde mehrere Stunden lang auf das Dreieck zwischen den beiden Punkten Ma 25 *tianshu* und KG 4 *guanyuan* appliziert. Am nächsten Tag erlangte der Patient sein Bewusstsein zurück und der Durchfall war beendet. Am dritten Tag wurde der Patient aus dem Krankenhaus entlassen.

Heftige Kopfschmerzen: 1. Der Patient war ein Hochschulprofessor, der den ganzen Tag las und studierte. Manchmal konnte er die Schmerzen etwas lindern, indem er eine mit kaltem Wasser getränkte Kompresse auf die Stirn legte. Es wurde am Punkte LG 24 *shenting* moxibustiert. Dieser Punkt ist bei Kindern unter zwei Jahren kontraindiziert, weil er unmittelbar neben der frontoparietelen Naht liegt.

2. Hier handelte es sich um eine Patientin, die in der Gegend des Os Zygomaticum eine grünliche, dunkle Hautverfärbung zeigte. Sie war schwindlig, konnte die Augen nicht öffnen und war zu müde zum Sprechen. Ihr ganzer Körper fühlte sich schwer und ihr war übel. Sie wurde direkt moxibustiert auf dem Punkt Gb 43 *xiaxi*.

Beckenendlage: Drei reiskorngroße Moxakegel werden auf Bl 67 *zhiyin* verbrannt. Dieses Vorgehen kann man jederzeit nach dem Beginn des dritten Trimesters der Schwangerschaft anwenden, um die Position des Kindes in die richtige Lage zu leiten.

Moxibustion auf den Nabel wird angewendet bei folgenden Störungen:

- chronische Durchfälle
- Durchfälle und Erbrechen zusammen
- Verdauungsstörungen
- Tiefsitzendes Kältegefühl
- Bauchschmerzen
- Aufstoßen
- Urininkontinenz

- Urinretention
- Rektumvorfall
- Schwellungen, Ödeme
- Schlechte Verdauungsleistung
- Unfruchtbarkeit
- Schlaganfall vom Mangeltyp

Diese Maßnahme der Moxibustion auf dem Nabel und in der Umgebung des Nabels ist eine der wichtigsten Methoden zur Förderung der Zirkulation von *qi*.

Moxibustion ist eine hervorragende Methode zur Stärkung der Abwehrkraft des Körpers, deshalb passt die Methode gut zu einigen Punktverschreibungen, die geeignet sind, die allgemeine Gesundheit zu verbessern und die Immunitätslage anzuheben.

LG 14 *dazhui* und KG 4 *guanyuan*. Das ist eine antike Moxavorschrift zur Kräftigung von *yin* und *yang* des ganzen Körpers. In modernen Zeiten wendet man diese Vorschrift bei Krebspatienten an, um die Erholung von den Nebenwirkungen der Chemotherapie zu unterstützen.

Gb 39 *xuanzhong*. Moxibustion auf diesem Punkt regt die Bildung von T-Zellen an. Gb 39 *xuanzhong* ist auch der einflussreiche Punkt für das Mark, und das macht diesen Punkt so nützlich zur Behandlung von Leukämie und bei Patienten nach Chemotherapie.

LG 14 *dazhui*, KG 8 *shenque*, Ma 36 *zusanli* und Gb 39 *xuanzhong* sind gut geeignet zur Behandlung von Patienten mit HIV.

Und ganz zum Schluss möchte ich Ihnen noch ein Rezept für gute Gesundheit von meinem Mentor und lieben Freund, Dr. Andrew Tseng, vorstellen:

Ernähre dich gut.

Aber verzehre nicht zu viele stark gewürzte Speisen oder reichhaltige fette Speisen.

Trink nicht zu viel Alkohol.

Lebe ein friedliches, ruhiges Leben und sei glücklich.

Index